文芸社セレクション

ロボトミー手術を知っていますか

精神科医療の闇

丸山 雅夫

MARUYAMA Masao

文芸社

目次

プロローグ　告発された精神医療現場

1　『カッコーの巣の上で』の映画と原作

映画『カッコーの巣の上で』

私がアメリカ映画『カッコーの巣の上で』を観たのは、それが日本で封切られて（1976年4月3日）から間もない8月の非常に暑い日のことであった。当時の私は、刑法の研究者（大学教員）になることを目ざして、東京にある私立大学の大学院修士課程2年に在籍する学生として、修士論文執筆に向けた準備に忙しい毎日を送っていた。その日は朝からとても蒸し暑く、エアコンのないアパートで暮らしていた私は、熱気に満ちた部屋にいることもできず、夏休み中の大学の院生研究室に行く気にもならずに、町をぶらついて時間を潰して過ごすことにした。しかし、昼食後の屋外での暑さに耐えきれず、公共施設の冷房で涼もうと考えていたところ、光に向かって人が走っていく映画ポスターが目に飛び込んできた。その図柄に漠然とした明るさを感じて何となく惹かれ、どのような内容であるのかも分からないままに、『カッコーの巣の上で』を観ることになった。英語が得意でない私は、「カッコー」がクレイジー（精神異常）を意味するスラングで、「カッコーの巣」が精神病院の蔑称であることすら知らなかったのである。

映画の原題は、One Flew Over the Cuckoo's Nestで、直訳すれば、「カッコーの巣から飛び出した人」ということになる。童謡集『マザーグースの歌』にある「カッコウの巣の上に」という詩のタイトルに着想を得たケン・キージー（Kenneth Elton Kesey：１９３５年～２００１年）のベストセラー小説（１９６２年）を映画化したものである。原作者のキージーは、当時のアメリカ社会に嵐のように吹き荒れていた体制批判（カウンター・カルチャー）の旗手を代表する人物の一人として、一種のカルト・ヒーロー的な存在であった。原作の『カッコーの巣の上で』は、Ｊ・Ｄ・サリンジャー（Jerome David Salinger：１９１９年～２０１０年）の『ライ麦畑でつかまえて』（１９５１年）とＪ・ヘラー（Joseph Heller：１９２３年～１９９９年）の『キャッチ＝22』（１９６１年）とともに、１９６０年代の若者たちの3大バイブルのひとつとされ、彼らの行動に大きな影響を与えたと言われている。キージーの原作は、日本でも１９６２年に『郭公の巣』の書名で翻訳出版されているが（岩元巌訳、冨山房）、１９９６年の改訳新版では、映画のタイトルに合わせて『カッコーの巣の上で』の書名になっている。

原作が発表されてから間もなく、デール・ワッサーが脚本化し、早くも1963年には、舞台版がカーク・ダグラス主演で上演されている。ただ、興行成績は必ずしも芳しくはなかったようである。その後、1975年に、カーク・ダグラスの息子であるマイケル・ダグラスが製作権を引き継いで映画化され（ソウル・ゼインツ／マイケル・ダグラス制作、ミロシュ・フォアマン監督）、空前の大ヒットを記録する作品になった。この映画は、1975年度の第48回アカデミー賞において、作品賞、監督賞（ミロシュ・フォアマン）、主演男優賞（ジャック・ニコルソン）、主演女優賞（ルイーズ・フレッチャー）、脚色賞（ボー・ゴールドマン、ローレンス・ホーベン）の主要5部門を独占した。

精神科医療現場の検証への契機として

映画を観終わった時には、その内容に衝撃を受け、とにかく「後味が悪い」という思いが強く残った。特に強烈な印象を受けたのは、精神病院における電気ショックが行われる場面と、頭に何らかの手術を受けたと思われる主人公が廃人のようにベッドに横たわる姿であり、その額に残る生々しい傷跡（手術痕）であった。この手術痕がロボトミー手術＊によるものだということは、しばらく後になって知った。電気ショックの場面が具体的でリアルに描写されていたのに対し、ロボトミー手術については具体的な手術場面の描写が全くなく、ベッドに連行されてきた主人公の姿から想像するしかなかった。ただ、彼の額の両側に生々しい手術痕が大きく残り、話すこともできず、刺激に対する反応もなしに、廃人のようにベッドに横たわることしかできない姿は、彼が受けた脳手術の残虐さと悲惨さを如実にうかがわせるものであり、あたかも自分自身に起きた出来事のように感じさせるものであった。実際にはありえないこととは思いながらも、自分が何らかの事情で精神病院に入院させられ、同様の手術で廃人にさせられてしまった姿を想像して、強い恐怖の念に捕らわれたのである。ロボトミー手術は、私にとって、まさに「悪魔」の所業と感じられるものであった＊＊。

その後、大学院の博士課程を修了して大学教員となった私は、法学部や法科大学院で教鞭を執った後、このたび42年間の教員生活に終止符を打つことになった。大学教員としては、もっぱら刑法の解釈論と少年法を専門として研究活動と教育活動に従事してきた。そうしたなか、犯罪少年の責任能力の問題を検討したことを契機に（**丸山**・85頁以下、**丸山a**・10頁以下、**丸山b**・71頁以下、**丸山c**・１１０頁以下、**丸山**

d・1頁以下)、ここ15年ほどは精神(科)医療一般をめぐる問題にも取り組んできた。そうした取り組みのなかで、精神医療における強制入院制度のあり方は、法律家の私にとって大きなショックを覚えるものがあり、批判的な論稿をすでに公表している(**丸山**e・29頁以下、**丸山**f・153頁以下、**丸山**g・57頁以下)。また、入院医療の問題を検討するなかで、ロボトミーに代表される「精神外科」と呼ばれる手術の存在を知り、退職直後に『カッコーの巣の上で』で描かれた問題の一端を批判的に紹介したこともある(**丸山**h・63頁以下、**丸山**i・1頁以下)。

現役の大学教員であった時期の私にとって、院生時代に観た『カッコーの巣の上で』の印象は、当時の恐怖感を含めてすっかり記憶の彼方に追いやられていた。しかし、退職を機に精神(科)医療全般の問題に本腰を入れて向き合おう考えていた矢先、突然、院生時代に観た映画の記憶がまざまざと脳裏に蘇ってきた。そこで、まずは、精神科医療現場の「負の遺産」とも言えるロボトミーから本格的な検証作業を始めることにし、院生時代の記憶を再確認するためにDVDで映画を観なおすことにした。また、これまでキージーの原作を読んだことがなかったため、1996年に発刊された日本語の改訳新版を入手して、DVDの鑑賞に併せて読むことにした。そして、DVDと原作とを同時に確認することで、若き日に観た映画の印象が間違っていなかったことが再確認できたのである。

＊ロボトミー（lobotomy）手術の語源について、インターネットなどでは、「人間をロボット（robot）のように変えて、人間らしさを奪ってしまうこと（ロボット化）」に由来するという明らかに誤った説明がなされ、そうした誤解が広まってもいる。ロボトミーは、lobus（脳葉）とotomy（切截）からの造語で、脳の神経回路の一部を切截（切断）する手術方法一般を意味するものである。また、それは、第1章で扱う精神外科手術（精神障害者に対する脳手術）としての術式のひとつにすぎない。ただ、「ロボトミー」と名づけられた手術方法は、1940年代半ばから1950年代前半のアメリカの精神医療現場を席巻し、日本でも同様の状況が見られた。しかし、その一方で、手術後に死亡結果を含む重大な後遺障害をもたらし、言動や意思疎通などの普通の「人間らしさを失わせてしまう」ことも多かった。そうした深刻な後遺障害に見られるような負の側面に着目すれば、「ロボット化する」という誤解にも一定の説得力が感じられる。

＊＊日本で封切られた映画でロボトミー手術を扱った代表的な作品としては、『カッコーの巣の上で』のほかにも、『猿の惑星』（1968年、アメリカ）、『女優フ

ランシス』（1982年、アメリカ）、『未来世紀ブラジル』（1985年、アメリカ）、『アサイラム 狂気の密室病棟』（2008年、アメリカ）、『シャッターアイランド』（2010年、アメリカ）、『エンジェルウォーズ』（2011年、アメリカ）、『グレイヴ・エンカウンターズ』（2011年、カナダ）、『パラノーマル・エクスペリエンス』（2011年、スペイン）がある。それぞれにインパクトのある作品ではあるが、いずれも第1作目の『カッコーの巣の上で』に追随するものであり、その衝撃度においても見劣りがする。

映画『カッコーの巣の上で』のあらすじ

映画は、オレゴン州のポートランドに所在する設定の州立精神病院を舞台として、物語の中心人物である入院患者のランドル・パトリック・マクマーフィ（ジャック・ニコルソン）と看護婦長ラチェッド（ルイーズ・フレッチャー）との対立を軸として、チーフ・ブロムデン（ウィル・サンプソン）に代表される入院患者（ビリー、チェズウィック、エリス、ティーバー、マーティニ、ハーディング、フレドリクソンら）を巻き込んで展開される内容で構成されている。看護婦長のラチェッドは、病院内の平穏を保つために秩序の維持と統制を第一義とする人物で、美人でありながら、管理主義的な絶対的権限にもとづく広範な権力を行使して、冷酷な態度で病院に君臨している。また、ネイティブ・アメリカンの酋長の息子であるチーフは、自我を隠すために聾唖者を装って掃除係をしているが、非常に思慮深い人物であり、全体を通じて重要な役割を果たしている。マクマーフィとラチェッド、そしてチーフが、三者三様の役割を担った主人公であると言ってよい。

ストーリーは、1963年9月のある日、起床後に拘束具から解放される患者の様子やスタッフによる服薬管理の場面などの描写によって、精神病院の平穏な日常生活が繰り広げられている場に、マクマーフィ（通称マック）が裁判所から護送されてくるところから始まる。彼は、数多くの暴力犯罪や性犯罪による刑事施設（更生農場）での68日間の強制労働処分を言い渡された後、それを逃れるために重度の精神障害者を装っており、正式な精神鑑定を受けるために精神病院に入院することになった。

刑事施設よりは自由で気楽で快適な毎日が待っていると安易に考えていたマックは、入院直後に、精神病院での入院生活が予想と全く違っていたことに気づかされる。その原因は、絶対的権限をもって画一的な処遇プログラムで入院患者を厳しく管理し、統制する婦長ラチェッドの存在であった。マックは、そうした婦長に強く反発し、向精神薬を飲んだふりをして誤魔化したり、入浴室でタバコを賭金に見立てたトランプ賭博をしたりと、病棟のルールにことごとく反抗する行動を繰り返していく。そうした状況のなかで、マックが来るまでは病院のプログラムと婦長の指導に素直に従って、グループ・セラピーとしてのミーティングやレクリエーション（テーブルゲームやカードゲーム、軽度の運動）などの日課に大人しく参加していた患者の一部が、野球のワールド・シリーズのテレビ観戦の要求をきっかけとして、自由な生活を求めるマックの過激な行動に同調し、少しずつ自己主張を強めていく。マックを中心とする患者の逸脱行動が頻発していたある日、マックは、外出用のバスを乗っ取り、途中で女友達（娼婦）のキャンディを誘って、チーフを除く数人の患者仲間と海釣りに出かけ、バカ騒ぎを楽しんだ後、意気揚々と病院に引き上げてくる。

この出来事をきっかけとして、精神科医らのカンファレンスが行われた結果、マックは危険人物であるだけでなく、精神障害者を装っている（詐病）と確定的に診断された。診断にもとづいて、院長らはマックを更生農場へ移すことを提案するが、ラチェッドは断固として入院継続の必要性を主張する。彼女にとって、マックを刑事施設に移送する（精神病院を退院させる）ことは、病院の事実上の管理者である自身の敗北を意味すると考えられたのであろう。最終的にラチェッドの主張が受け入れられて、ふたたび病院での日常生活に戻ったマックは、スタッフの不用意な発言から、病院での拘束には期限がなく、病院側の裁量によっては死ぬまで拘束されてしまうことを知って、ミーティングでラチェッドに強く詰め寄る。また、他の患者も、部屋の施錠やタバコの取り上げなどの日常生活での詳細なルールや病院側の対応の不適切さを非難し始め、ついには小規模な暴動にまで発展してしまう。

その結果、病院側は、暴動の中心となったマックとチーフ、チェズウィックに電気ショックを施して鎮静化を図ることにする。大暴れして抵抗するチェズウィックがスタッフに制圧されて手術室に運び込まれた後、自分たちの施術の順番を待っている間に、マックは、チーフが聾唖者を装っていたことに気づき、いつか2人でカナダへ逃走することを約束する。チェズウィックの激しい抵抗は、彼が以前にも電気ショックを受けた経験があったことを推測させる。事実、マックに対する電気ショックの場面は、きわめてリアルで非常に衝撃的に描写されている。

電気ショックを受けた後、チーフが逃走に躊躇しているなか、マックは、ひとりで逃走を実行に移すことを決意する。逃走を実行する日の前夜、病院スタッフが帰宅するのを待っていたマックは、さよならパーティと称して、キャンディとその女友達（娼婦）を呼び出し、酒を病院に持ち込ませ、病棟内で多くの患者と宿直スタッフを巻き込んで乱痴気騒ぎを催す。その際、キャンディを気に入っていたビリーに、別室で彼女と性交渉する機会を与えてやった。しかし、マックは、深酒のために寝込んでしまい、逃走することが出来なかった。

翌朝、出勤後に騒ぎを知った婦長は、事態の収拾を図る一方、母親を極度に恐れているビリーに対し、患者たちの面前で、母親に事件を知らせることを告げてキャンディとの件を強く非難・叱責・脅迫した後、錯乱状態に陥ったビリーを院長室に隔離してしまう。院長室に閉じ込められたビリーは、悲観した末に、コップを割ったガラス片で首を切って自殺を遂げてしまう。ビリーを弟のように思って親身に接してきたマックは、ビリーの自殺現場を目の当たりにして激怒し、咄嗟に婦長の首を絞めて殺そうとするが、殺すことはできなかった。その後、マックは病院スタッフに身柄を制圧され、どこかへ連れ去られてしまう。

患者の間でマックが病院から逃走したとの噂が流れるなか、ベッドに休んでいたチーフは、廃人のような姿で連行され隣のベッドに横たえられたマックに気がつく。生気が失われたマックの額の両側には縦に2本の切開傷と縫合痕が歴然と残っており、何かの外科的手術を受けたことが明らかであった。言葉を発せられず、呼びかけにも反応せず、思考力すら残っていないような姿で横たわるマックを目にしたチーフは、完全に自我に目覚め、ついに病院から脱走する決意を固める。ただ、マックをこのまま残していけば、病院の秩序に反する患者への見せしめに利用されるだけだと考えたチーフは、耳元で「一緒に行こう」と囁きかけた後、マックの顔に枕を押し当てて窒息死させる。その後、チーフは、入院直後に逃走を計画したマックが持ち上げられずに逃走に失敗した、鋼鉄とセメント製のコントロール・パネルを持ち上げて病院の窓を打ち破り、ひとり闇の中へと走り去っていく。

原作と映画、それぞれのインパクト

私は、残念ながら、舞台版を観る機会には恵まれなかったが、舞台版と映画版で内容に大きな違いはないと思われる。ここでは、原作（新版改訳）とＤＶＤ化された映画を比べることで、それぞれが与えたインパクトを確認しておきたい。ふたつの作品の一番大きな違いは、原作がチーフの淡々とした語りや日記を中心に構成されているのに対して、映画は、第三者の視点で写実的に制作されていることにある。両者の「静」と「動」の違いは、いずれもが、公表媒体の違いを効果的に生かすことに成功している。ただ、当然ではあるが、読者の想像力に静かに訴えかける原作に対して、観衆の視覚を通じて直接的に訴えかける映画の手法は、より一層インパクトが強いものになっている。

病院内の生活の模様について、原作は、1日の日課を時系列的に記述することで、ラチェッド婦長の「精密機械」のような正確さのスケジュール消化と日常生活の実態が詳細に分かるものになっている。こうした日常に加えて、原作では、電気ショックが日常茶飯事であることや患者の自殺の多さが暗示されているが、読者に直接的なショックを与えるまでのものではない。また、映画に描かれた日常生活も、病院の建物や設備をはじめ、全体的に明るい雰囲気のもので、特に前半部分の患者のレクリエーション場面などは陰湿な雰囲気を与えず、患者同士の人間関係にも微笑ましさが感じられる。他方、後半部分における病院スタッフによる患者の抑圧と統制、マックに対する電気ショックのシーンは、院内の風景と患者の日常を中心とした前半部分の映像が明るさを感じさせるのと比べ、当時のアメリカの精神医療現場の荒廃ぶりを浮き立たせるものになっている。

特に映画では、底抜けに明るく自己中心的で軽薄なマックの行動と、酷薄で機械仕掛けのような言動に終始するラチェッドを軸として、思慮深く哲学的な雰囲気を漂わせているチーフを交えた人間関係が、全体を通じて、象徴的かつ効果的に描写されている。本作品がアカデミー賞の５部門を独占した理由も容易にうなずけるところである。

ロボトミーのインパクト

ロボトミー手術については、原作では、ベッドに下げられた札によって、マックに対してロボトミー手術が行われたことが明示されるとともに、その術式が、当時のアメリカ精神医療現場を支配していた経眼窩式ロボトミーであったことをうかがわせる記述になっている。他方、映画では、電気ショックの場面が写実的であるのに対し、ロボトミー手術は、マックの額の両側に残る生々しい大きな傷跡によって象徴されるにとどまっている。それは、映画化された時期にはすでに廃れていた、初期の標準ロボトミー手術が行われたことを推測させるものである。さすがに開頭手術の場面を視覚化できなかった映画は、傷跡の残らない当時の経眼窩式に代えて、標準ロボトミーの傷跡を映すことで、観る者に強烈なインパクトを与えたのである。他方、映画では、ロボトミーが日常的に行われていたことをうかがわせるような場面や描写は登場しない。

しかし、このような違いのある原作と映画とを併せて考えれば、受け手の想像力と映像によって、むしろ、当時の悲惨な精神病院の実態を俯瞰的に理解することができる。これらが、今回、映画に併せて原作を読んだうえでの率直な感想である。ロボトミーの問題を考える出発点として、原作と映画の両方を直接に確認した意味は非常に大きかった。原作の翻訳本とＤＶＤはいずれも簡単に手に入るので、皆さんにも、是非とも自分自身で体感していただきたい。

映画を観た直後は、後半部分で描写された精神病院の状況と、電気ショックの場面、ロボトミー手術後のマックの悲惨な姿が目に焼き付いて離れず、恐怖感だけが強く残った。キージーが強調したかったはずの、みずからの手（自覚的な行動）で自由を獲得したチーフの姿（ポスターに描かれた自由の勝利の象徴）は、人間性の回復の希望を感じさせるものであったが、それほどのインパクトを覚えるほどでなかった。その後も、当時の強烈な恐怖感だけを記憶していた私にとって、『カッコーの巣の上で』は、恐怖の対象以外の何ものでもなかったのである。ただ、映画を改めて観るとともに原作を読んだ現在では、いずれもが単に読者や観衆の恐怖心を煽るだけの作品ではないことは十分に承知している。それにもかかわらず、当時の恐怖感は消えていないし、今回も、精神医療現場の「悪魔」に改めて出会ったという印象を拭うことはできない。また、その後に得たロボトミーに関する知識からは、ロボトミーこそは精神科医療の現場における大きな「負の遺産」であるという思いが強い。こうした印象こそが、ロボトミーに代表される精神外科を検証しようとする本書の問題意識の根底にある。また、それは、大きな反論や批判がありうることを十分に承知したうえで、本書において、「精神外科（手術）」を敢えて「悪魔」と呼ぶ理由でもある。

2 『カッコーの巣の上で』による告発の意義

原作と映画の時代背景、ロボトミーが提起した精神医療現場の問題

本論に入る前に、『カッコーの巣の上で』においてキージーが告発したアメリカの精神科医療とその現場の問題、さらには当時の社会的背景を確認しておこう。キージーが原作を発表し、舞台化された1960年代のアメリカは、まさに「激動の時代」であった。それは、後に果てしない長期化と泥沼化を招くベトナム戦争が始まったことに（1960年12月）象徴される。1960年代の半ば頃からのアメリカ社会では、若者を中心とする過激な体制批判が盛んになり、黒人やネイティブ・アメリカ

ンによる公民権と市民権の獲得に向けた運動（ブラック・パワーとレッド・パワー）が強力に展開されるとともに、反公害運動、ヒッピー現象、フェミニズムの確立などが声高に叫ばれていた（**川島**参照）。

原作者のキージー自身も、ヒッピー・コミュニティを運営する若者の英雄と見なされ、麻薬の所持や常用の嫌疑で裁判を経験した人物であった。彼は、まさに、当時の若者文化の象徴でありヒーローだったのである。ただ、こうした一連の過激な動きの背景として、すべての人をその属性とは無関係に「人として」同じように扱う、ノーマライゼーションの動きがあったことを忘れてはならない。その流れのひとつとして、精神障害者を「普通ではない存在」として否定的に扱ってきた、精神病院での非人道的・反人道的な治療を批判する「反精神医学」の動きが挙げられる（**クーパー**参照）。こうした反精神医学の主張も、１９６０年代に急速に盛り上がり、最盛期を迎えたものである。

キージーの原作は、架空の精神病院を舞台とする精神科医療現場の問題状況を縮図として、当時のアメリカ社会が抱えていた問題を見事に描き出している。チーフの視点の語りで記述された原作は、「権力と抑圧」を象徴する「精神病院とそのスタッフ」対「自由」を象徴する「マックとチーフ」、さらには他の入院患者のすべてを巻き込んだ闘争を軸として、チーフの逃走によって最終的に自由が勝利を獲得したことを示す作品と見ることができる。それは、より広い視野で言えば、当時のアメリカにおける体制批判の勝利を象徴するものであった。キージーの原作は、このような広い視野と明確な意図のもとに執筆されたものだと言ってよい。ただ、アメリカ現代史の研究者でもなければ、ましてや文芸評論家でもない私としては、本書においては、自分自身の問題意識の対象である精神（科）医療の分野に限った検討で満足するしかない。そうした限界はあるとしても、キージーが意図したことの一端は明らかにすることができるであろう。

精神病院の日常を具体的に描いた原作は、当時の社会状況を背景として、微視的に言えば、精神障害者を施設内に隔離して社会から排除することを当然のものと考え、入院患者の人権を無視した抑圧と専断的な処遇を黙認してきた当時の精神医療のあり方（閉鎖空間での非人道的な扱い）を痛烈に批判する作品である。また、原作に続いて上演された舞台も、同様に、当時の精神医療現場の問題を告発するものであった。その後、第35代アメリカ合衆国大統領に就任したジョン・F・ケネディ（John Fitzgerald Kennedy：1917年～1963年［在任は1961年～1963年］）が、精神病院を中心とする施設（コロニー）に精神障害者を収容して隔離してきた従来の政策を大きく転換し、精神障害者処遇における脱施設化と脱入院化を目ざした「精神病および精神薄弱に関する大統領教書」（1963年のケネディ教書）を発表した。そこでの福祉政策の宣言を契機として、アメリカの精神科医療は大転換を遂げることになる。そうした社会状況の変化を背景として、1975年公開の映画は、精神医療の脱施設化・脱入院化が進展し、ロボトミー手術も現場からほぼ姿を消していた時期に制作された。そのため、それは、「当時」の精神医療のあり方を「告発する」というよりは、「かつて」の精神医療現場を改めて「検証する」意義を持つものになっていた。その意味で、この映画は、同じ精神病院の問題を扱いながらも、その役割と意義は大きく異なっていたのである。

ロボトミーの問題性と本書の狙い：古くて新しい問題

1952年に向精神薬のクロルプロマジンが発見され、治療薬として一般化するようになったことから（日本での商品名はコントミン、ウインタミン）、1960年代の精神科の医療現場では、脳に直接的な侵襲を加えるロボトミー手術は徐々に衰退していった。1970年を迎える頃には、ロボトミー手術は例外的なものとなり、精神医療現場からほとんど姿を消すことになった。その後、映画が製作された1975年には、世界的にロボトミーを中心とする精神外科手術は完全に廃れ、特にアメリカの精神医療現場では脱施設化が着実に進行していた。当時の日本においても、第4章で明らかにするように、ロボトミー手術が現場から姿を消しただけでなく、ロボトミーを漫然と行ってきたことを批判的に検証する動きが、精神医学界を中心として起こっていた。その意味で、この映画は、同時代的な精神科医療・精神医学のあり方を告発するという意義をすでに失っていた。ただ、過去の精神医学のあり方を検証することによって、精神医学の将来を考えさせるという点で、依然として大きな意義を持つものであった。

第1章で確認するように、ロボトミーに代表される精神外科手術は、1950年代のアメリカを中心として一時期の精神医療現場を席巻した後に、クロルプロマジンの浸透によって徐々に衰退していった。薬剤よりも心身に対する侵襲性が圧倒的に高く、深刻な後遺障害をもたらすことが多かったロボトミー手術は、当然のことながら、現場から姿を消すべき運命にあったのである。この映画が公開された1975年当時の日本でも、ロボトミーに代表される精神外科は、事実上すでに放棄されていた。また、日本精神神経学会を中心として、精神外科に対する検証が行われ、倫理的にも否定されるべきものとされた。その意味で、日本における「精神外科という悪魔」は、アメリカ以上に駆逐される運命にあったと言ってよい。

一定年齢より若い精神科医にとっては、ロボトミーを中心とする精神外科手術は、自身が直接的に経験したことのない過去の歴史的事実でしかなくなっている。また、現在の医学教育においては、精神外科に正式に言及されることもないようである。遠からず、世界の精神医療現場は、ロボトミーに関する実体験としての見聞を持たない精神科医で占められることになる。その意味では、悪魔の所業としてのロボトミーは、完全に過去の遺物になっている。しかし、その栄枯盛衰は、日本の場合も含めて、必ずしも科学的な議論における論理的ないしは科学的な論証にもとづいたものではなかった。それは、単に事実として現場から消えていったにすぎない。そうであれば、今後の状況次第では、「ロボトミーに代わる悪魔」が精神医療現場に再登場する可能性を完全には否定できない。１９７０年代に精神医療現場という舞台から静かに退場していった悪魔も、今後、姿を変えて舞台に再び登場してくる可能性がないとは言えないのである。

以上のような背景のもとで、本書において、一法律家としての観点から、それぞれの時代背景や社会情勢にも言及しながら、現在に至るまでのロボトミーを中心とする精神外科の歩みを跡づけ、原作および映画の『カッコーの巣の上で』が提起（告発）した問題を改めて検証することにしたい。それとともに、必要に応じて、日本の精神医療法制や精神医療現場全体をめぐる問題点にも相当詳細に言及する。それは、わが国の精神科医療をめぐる問題点や社会状況が、ロボトミーと深く複雑に関わり合っているからにほかならない。

第1章　「悪魔」の誕生と跳梁

1 精神医療と脳手術――「精神外科」の前史

排除の対象としての精神障害者

近代医学が精神病者の脳に注目し始めるまでのヨーロッパ中世期においては、精神病者および精神障害者は、彼らが示す奇矯な言動や暴力性・攻撃性などの特異な症状のゆえに、普通の人によって営まれている社会の異端分子として、端的に、排斥ないしは排除されるべき運命のもとに置かれてきた。当時の精神障害者は、社会的な棄民であった。精神障害者を社会から排除する方法には、隔離と迫害などが見られたが、なかでも最も強烈で徹底したものが、「魔女裁判」を手段とする「魔女狩り」に名を借りたものであった。

本来の意味での魔女狩りは、ローマ教皇のインノケンティウス８世（Innocentius Ⅷ：１４３２年〜１４９２年［在位は１４８４年〜１４９２年］）が、異端審問を目的として、１４８４年に教書『スンミス・デシデランテス・アフェクティブス（Summis desiderantes affectibus［このうえない熱意をもって願いつつ］）』を発布したことに始まる。教皇は、ドイツ各地における魔女とそれに操られた者を異端者として、異端者を訴追する司法権を２人のドミニコ修道会士（ハインリヒ・クラーマーとヤーコプ・シュプレンガー）に与え、異端審問官としてドイツに派遣した。当時の魔女裁判の実際については、１４８６年に公刊されたクラーマーとシュプレンガーの共著である『魔女に与える鉄槌（マレウス・マレフィカルム Malleus Maleficarum）』に、魔女の臨床症状や診断方法を中心とする詳細な記述が見られる。

その後、魔女狩りは、次第に、異端審問という本来の目的から逸脱していき、社会や共同体の秩序を維持するとともに、民衆の不満を逸らすための手段として行われるようになっていった。こうして、カトリック教会の異端審問としてドイツから始まった魔女裁判は、「非生産的な異端者や非標準的な異質性」を社会から排除するという形で、中世のヨーロッパ全体に広く一般化し、根づいていったのである。それは、「魔女狩りの世俗化」と言うことができる。これによって、その症状の特異性のゆえに社会内で異端視されていた精神障害者が、本来の異端者ではないにもかかわらず、魔女狩りの対象とされていくことになった。こうした魔女狩りの犠牲者は、かつては数百万人と言われた時期もあったが、現在では、15世紀から18世紀にかけて、ヨーロッパ全体で４万人ないし６万人であったとするのが通説化している（魔女狩りの詳細については、**バッシュビッツ、黒川、黒川a、**参照)。

精神医療の始まり

精神障害者が魔女狩りの対象とされていた15世紀のヨーロッパでは、身体疾患と精神疾患とを区別することなしに、一般的な病気治療法としての「瀉血」が頻繁に行われていた。当時の医学の根本的な考え方は、世界は4つの元素(水、火、空気、土)から成り立っていることを前提としてヒポクラテス(Hippocrates)＊の唱えた四体液説である。四体液説は、静脈を流れる血液、脳や神経を取り巻く髄腔内の白色粘液、肝臓とそれに付着する胆嚢から流れてくるサラサラして苦みのある黄色胆汁、脾臓から流れる黒色胆汁のバランスによって健康状態が左右されるとするものである。そのため、四体液のバランスが崩れた状態が不健康や病気をもたらすとされ、崩れた体液のバランスを元に戻してやれば不健康や病気から回復すると考えられた。その結果、患者の身体の一部(頭や肩)を傷つけて流血させること(瀉血)によって、崩れていた体液のバランスが元に戻り、患者の健康が回復すると考えられたのである。ただ、四体液説は、医学の知見そのものではなく、世界や人間に関する哲学的仮説を前提とする医学的仮説と言うべきものであった。そこに当時の医学と治療法としての限界が見られたのである。

17世紀も後半に至ると、病理解剖学の進展にともなって、精神病を大脳の疾患と考える脳病説の主張が現れ、精神障害が鬼神論（魔女狩り）の世界から解放されて、医学の領域へと組み込まれることになった（治療法の開発の歴史については、**八木／田辺**が詳しい）。19世紀の初頭には、脳病説の影響のもとで、障害を負った脳を再調整して正常に戻すことを目的として、「旋回椅子」や「放水浴（水責め）」といった、現在の感覚では「奇妙」としか思われない治療法が考案され、実施されていた。旋回椅子は、椅子に固定した患者の口や鼻・耳から出血するまで椅子を回転させることで脳の状態を正常に戻すというものであった。また、放水浴は、固定した患者の頭部などに手動のポンプで冷水を浴びせて、脳の再調整が図られると考えられた。その一方では、四体液説を前提とする旧来の瀉血も、その後の患者の状態に改善が見られる限りでは、依然として精神障害者の有効な治療法と見なされていた。

＊紀元前460年頃～紀元前370年頃の古代ギリシアの医者で、医学を原始的な迷信や呪術から切り離して、臨床と観察を重んじる経験科学へと発展させることに貢

献した。没後100年以上を経てから『ヒポクラテス全集』が編纂され、その中に、医師（医学）の倫理性と客観性に関する『誓い』と題した文章が収められている。これは、「ヒポクラテスの誓い」と呼ばれ、1948年の世界医師会によるジュネーブ宣言を経て現在に至るまで、医学教育と臨床現場の規範として受け継がれている。彼の功績は、古代ローマの医学者ガレノス（Claudius Galenus）：129年頃〜200年頃）を経て、現代へと続く西洋医学の発展に大きな影響を与えた。そのことから、ヒポクラテスは、「医学の父」や「医聖」などと呼ばれ、尊敬を集めている。

精神医療の進展と限界

その後、1820年代に、梅毒性の精神病である進行麻痺が発見されたことで、脳病説が決定的なものとなった。1913年には、野口英世（1876年〜1928年）が、70名の麻痺性痴呆患者のうち12名の大脳皮質に梅毒トレポネーマ（脳内スピロヘータ）が存在することを証明した。それにより、臨床的に妄想と痴呆（現在の認知症）の症状を呈する進行麻痺は、病理解剖学的には慢性髄膜脳炎の所見が見られ、原因（スピロヘータ）・症状・経過・転帰・病理解剖所見（びまん性髄膜脳脊髄炎）

が明確になった。こうした知見にもとづいて、20世紀前半には、特定病因説（病気にはそれぞれ特定の原因があり、原因に対して特効的な治療法があるはず）の考え方が有力になった。

さらに、進行麻痺の解明のほか、感染症の原因となる病原微生物の発見と特定、そしてそれにもとづく予防ワクチンや抗毒血清療法・化学療法の開発、ビタミン・ホルモンの発見とその欠乏症に対する治療的活用、フェニルケトン尿症（遺伝性疾患）の発見と治療法が確立されていった。こうした輝かしい医学的成果は、精神科領域にも顕著な影響をもたらし、当時の４大精神病とされていた疾患のうち、進行麻痺についてはは脳内スピロヘータの発見、癲癇については異常電気活動の検出（１９３５年）によって、それぞれの効果的な治療法が確立されることになったのである。

その一方で、残り2つの内因性精神病（統合失調症＊と躁鬱病）については、死後の患者の脳を顕微鏡で調べても、脳内に特定の病因や病理を発見することができず、疾患そのものに対する治療法を確立できなかった。そのため、内因性精神病患者への対応は、治療とまでは言えない次善の策として、症状の消失や改善を図るための消極的な方策が採られるにとどまり、特に症状の重い患者の多くについては、隔離ないしは監禁することで社会の安全を守る以外の方策がなかった。こうした対応は、「治療ニヒリズム」と呼ばれる。そうした状況のもとで、進行麻痺患者に対するマラリア発熱療法が大成功を収めたことを機に＊＊、患者の身体状況や行動障害の改善を目的として、脳に対する間接的な治療方法としての「大身体療法」が流行することになった。また、マラリア発熱療法に続いて、主として精神分裂病患者を対象として、インスリン・ショック療法＊＊＊、カルジアゾール痙攣療法＊＊＊＊、電気衝撃（電撃痙攣療法＊＊＊＊＊が開発され、精神医療現場に広く取り入れられていった（八木・63頁以下）。こうした一連の「症状軽減」療法が普及したことの背景には、偶発的に生じた発熱や昏睡、痙攣時によって患者の状態が改善したという臨床的な事実が存在していたのである。

＊「統合失調症」は、わが国の精神医療現場においてロボトミー手術が姿を消してから久しい2005年に、「精神衛生法」（昭和25年法律123号、1987年には「精神保健法」に改称［昭和62年法律98号］、1995年に「精神保健福祉法」に改称［平成7年法律94号］）の改正（平成17年法律123号）によって採用された疾患名であり（精神保健5条）、それまでは「精神分裂病」という疾患名が広く定着していた。本書においては、時期に応じた文脈との関係で、適宜、両方を使い分けることにする。

＊＊1917年に、オーストリアの精神科医ユリウス・ヤウレック（Julius Wagner =Jauregg：1857年〜1940年）によって、梅毒性精神病による進行麻痺に対する三日熱マラリア原虫接種による発熱療法（マラリア発熱療法）が確立され、発病後3年以内の痴呆と進行麻痺による死亡率が劇的に改善（70％から34％への低下）したという輝かしい成果が報告された。ヤウレックは、「麻痺性痴呆に対するマラリア接種の治療効果の発見」によって、1927年に、精神科医として初のノーベル生理学・医学賞を受賞している。その後、マラリア発熱療法は、ロボトミー手術が一般化するまで、20世紀前半の先進国の精神医療現場で大流行することになった。

＊＊＊1933年に、オーストリア出身のアメリカの医師マンフレート・ザーケル（Manfred J. Sakel：1900年〜1957年）が提唱したショック療法である。精神分裂病患者に対して、空腹時にインスリンを皮下注射し、強制的に低血糖を生じさせてショック状態と昏睡を惹起したうえで、1時間後にグルコースを頸静脈に注射して覚醒させることで、患者の症状の軽減を図るというものであった。

＊＊＊＊1935年にハンガリーのラディスラス・メドゥナ（Ladislas Joseph Meduna：1896年〜1964年）が考案した治療法で、カルジアゾール（メトラゾール）を静脈注射して、人工的に癲癇症状と同様の痙攣発作を起こさせることで、

精神分裂病が治療できるとされた。その背景には、精神分裂病と癲癇は合併することがない病気であるという当時の支配的な考え方があった。

＊＊＊＊1938年に、イタリアのウーゴ・チェルレッティ（Ugo Cerletti：1877年〜1963年）とルツィオ・ビニ（Lucio Bini：1908年〜1964年）が提唱した治療法で、両前頭葉上の皮膚に電極をあてて頭部に通電することで人為的に痙攣発作を誘発し、精神分裂病が治療できるとされた。その背景には、カルジアゾール痙攣療法と同様に、精神分裂病と癲癇は合併しないという考え方があった。作用機序が明らかでないにもかかわらず、精神科領域における特殊療法として最も一般化し、1939年には日本の現場にも導入された。ただ、『カッコーの巣の上で』に描写されたように、次第に患者本人のための鎮静という本来の治療目的を離れて、院内秩序を乱す入院患者に対して懲罰目的で悪用されることが多くなった。日本を代表する松沢病院では、最近まで、全身麻酔と筋弛緩剤を用いない旧来の電気ショックが行われていたことが報道されている（2001年7月8日付朝日新聞）。こうした点にも、ロボトミーと同様に、患者の人権に配慮しない精神科医療現場の問題が浮き彫りになっている。

精神医療における脳への侵襲：悪魔を呼び出したゴットリープ・ブルクハルト

古代インカ帝国（14世紀～16世紀）の遺跡などから、穿頭術（頭皮を切開して頭蓋骨に穴を開ける手術）を受けて回復したと思われる人の頭蓋骨が発見されていることから推定されるように、頭部に物理的な侵襲を加える医術は古くから存在したと考えられている。ただ、それは、頭蓋骨を骨折した者から骨片を除去したり、頭蓋骨内の圧力を下げるために血の塊（血餅）を除去するといった程度のものにとどまっており、脳そのものに直接的な侵襲を加えるまでのものではなかった。医学の祖として著名なヒポクラテスも、頭の陥没骨折の場合に限って穿頭術を試みることを認めていた。また、原因不明の頭痛や癲癇、気分の落ち込みなどの場合には、中世ヨーロッパを中心として瀉血治療が流行し、近世の欧米でも普及していたが、頭から瀉血する場合にも脳に直接的な侵襲を加えることはなかった。脳腫瘍などの治療法として現代医学では当然視されている、脳そのものに侵襲を加える脳外科手術が登場したのは、近代医学において麻酔法や消毒法が発達した19世紀末（１８８９年）のことであったと言われる。それまでは、脳に何らかの異常があると思われる場合でも、脳に物理的な侵襲を加えることはタブー視されていたと思われる。

17世紀後半に有力となった脳病説を前提として、精神疾患や精神障害が脳の何らかの器質的障害ないしは機能的障害に起因しているらしいことは、古くからすでに知られていた。そうした認識に立てば、障害をもたらしている部分ないしは原因を取り除いてやれば精神疾患も消失するはずだという結論に至ることは、きわめて自然な成り行きであった。こうした認識にもとづいて、精神医療分野において人の脳に物理的侵襲を加えたはじめての人物が、スイス・バーゼルの精神科医（精神病院長）のゴットリープ・ブルクハルト（Gottlieb Burckhardt：１８３６年～１９０７年）であったと言われている。

ブルクハルトの仮説は、精神病者の脳は感覚情報を正常に処理できていないために異常な信号が運動中枢に送られているとの前提から、脳の感覚野と運動野の連結を切断して「障壁を築く」ことで症状が軽減できるというものであった。ブルクハルトは、ドイツの生理学者フリードリッヒ・ゴルツ（Friedrich Goltz）が１８７４年に公表した「犬の大脳皮質侵襲がその行動に及ぼす効果」という研究から示唆を得て、１８８８年にマリン所在の私立のプレファルジエ精神病院に入院していた4人の慢性精神疾患（精神分裂症状ないし幻覚症状）の患者に対し、症状の沈静を目的として、こめかみ付近の頭蓋骨に穴をあけて内側の硬膜を切開し、大脳皮質（前頭葉）の一部（側頭・頭頂領野の片側）を鋭利なスプーン状の器具で抉り取る手術（ロベクトミーの先駆となる大脳皮質回切除術［トペクトミー］）を行った。そして、その成果を１８９０年にベルリンで開催された国際医学会議において報告した。この時点で、後のモニスによって「精神外科」と名づけられることになる「悪魔」が呼び出されることになった。

その後、１８９１年には、痴呆で攻撃性を伴う難治性精神疾患患者６人に対して同様の脳手術を行い、成功３例（幻覚症状の消失）、部分的成功２例（神経障害のみが残存）、失敗１例（死亡）であったとの症例報告を行っている（**Burckhardt**・４６３頁以下）。ブルクハルトにとって、６例中の５例が成功例に数えられる成果は、大きな満足感が得られるものであったことは想像に難くない。ただ、彼のそうした業績は、彼の思惑に反して、ドイツなどの当時の医学界から「野蛮」なものとして猛反発を受けることになった。特に、ブルクハルトが症例報告を行った１８９０年の学会に出席していた、イギリスの脳外科の創始者であるホースレイ（Victor A. H. Horsley）や著名なドイツの精神科医のクレペリン（Emil Kraepelin）は、そうした批判の急先鋒であった。脳外科手術の導入とほぼ同時期に行われた脳実質への物理的侵襲は、危険なものであると同時に、それによって人格が変化させられるとして、人間の尊厳を踏みにじるものと考えられたのであろう。当時は、宗教的な背景もあって、「脳は神聖にして不可侵な存在である」とする考え方が医学界をも広く支配していたのである。

そのため、脳を物理的に侵襲して症状の鎮静化を図ることを目的とした治療法は、精神医療現場に一旦は登場したものの、19世紀末の段階では時期尚早なものと見なされ、ブルクハルト自身もその後の実施を完全に断念している。モニスが登場するまで、ブルクハルトの治療法を正式に追試した報告は見られないという状態が続いた。ただ、その一方で、明確に確認できる症例報告や論文などは見当たらないようであるが、水面下においては、ブルクハルトの治療法に追随する動きが散発的にあったことも指摘されている。

2　精神医療現場における「精神外科」の始まり

「精神外科」の創始者：悪魔を世に放ったエガス・モニス

こうした背景事情のもとで、精神外科手術の発展の基礎を築いたのが、ポルトガルの精神科医でリスボン大学神経学講座教授（神経内科専攻）のアントニオ・エガス・モニス（António Egas Moniz：１８７４年〜１９５５年）であった（詳細は、**Valenstein**、**槲島**・17頁以下、参照）。モニスの本名はAntónio Caetano de Abreu Freireであったが、12世紀にムーア人と戦ったポルトガルの英雄に因んだ通称として本人が好んで使用し、社会に定着させた名である。ポルトガル中部大西洋岸のアヴェイロ県エスタレージャ北郊のアヴァンカに生まれたモニスは、コインブラ大学において優秀な成績で医学を修めた後、フランスで神経医学を学び、当時の世界最高の水準にあったパリのサルペトリエール病院などで、「バビンスキー反射」の発見で有名なバビンスキー（Joseph Jules François Félix Babinski）をはじめとする当代一流の神経医学者のもとで研鑽を積んだ。帰国後は、コインブラ大学医学部解剖学・生理学教授（１９０３年就任）を経て、リスボン大学に新設された神経学講座に教授として迎えられた（１９１１年）。

また、早い時期（１９０３年）から政治家（国会議員）を兼任していたモニスは、第１次大戦中の駐スペイン大使に就任していた時期を通じて、「ニューロンの形態と繋がりの究明」の功績によってノーベル生理学・医学賞（１９０６年）を受賞した、神経解剖学の大家でマドリード・コンプルテンセ大学教授のカハール博士（Santiago

Ramón y Cajal：1852年～1934年）と親交を深めることになった。カハール博士との交わりを契機として、モニスは、当時、大きな進展を見せていた脳（神経）研究に深く関わることになったのである。1920年代後半には実用化されていなかった脳血管造影法を開発することに成功し、その功績によってノーベル賞候補に3回もノミネートされながら、残念ながら受賞を逸するという経験を持つことになった。

精神科医としてのモニスは、精神病者の固定観念や常同行動は一部の神経細胞間の結合に問題があるとの前提にもとづいて、大脳の結合繊維を切断すれば病的思考や病的行動を変化（好転）させられるはずだという希望的な仮説を立て、非器質性精神疾患患者（内因性精神病者）に対する脳手術を行うことを決意するに至った。こうした発想は、ブルクハルトの仮説と基本的に同じものであった。また、モニスの仮説は、直接的には、1932年に公刊された「両側前頭葉の切除効果」と題する精神科医のブリックナー（Richard Brickner）の研究論文、および1935年にロンドンで開催された第2回国際神経学会における「前頭葉機能：猿・チンパンジー・人間の比較研究」と題する神経科学者のフルトン（John Fulton）とヤコブセン（Carlyle Jacobsen）の研究報告に触発されたものであったと言われている。

モニスによるロイコトミー手術

リスボン大学教授として医学部長を務めていたモニスは、精神科医としてすでに十分な実績と名声を得ていた1935年11月に、リスボンのサンタ・マルタ病院において、退行期の鬱病（抑うつ、不安、パラノイア、幻覚、不眠などの症状）と診断されて3年間入院していた63歳の女性患者に対して、前頭葉白質に無水アルコールを注入して神経線維を凝固する方法を試みた後に、脳血管造影法開発時からの協力者であった外科医のペドロ・アルメイダ・リマ（Pedro Almeida Lima：1903年～1985年）とともに、前頭前野白質切截（切断）手術（ロイコトミー［Bilateral prefrontal leucotomy］）を行った。そして、1936年のポルトガル国内の専門誌への投稿論文において、精神医療における脳手術を総称する用語として、「精神外科（psychosurgery）」＊の造語を使用することになった（**Moniz**／**Lima**・152頁）。それ以後、「精神外科」という名の「悪魔」は精神医療現場において正式に認知されることになり、その後に向けた歩みを始めることになったのである。まさに、「悪魔」が世に放たれた瞬間であった。

第1例の施術から4カ月足らずの1936年3月、モニスは、リスボン近郊の精神病院において20例のロイコトミーを行い、その症例報告をパリで公刊している（**Moniz**・３８５頁以下）。彼の報告によれば、鬱病・不安症・精神分裂病の患者を対象として手術を実施し、その結果として、治癒7例、改善7例、変化なし6例で、死亡例はなく、不安症と鬱病には著効が認められた一方で、慢性精神分裂病患者には効果がなかったとされている。治癒ないしは改善が70％を占める結果は、モニス自身にとって、非常な満足感を持つことができるものであったと言えよう。モニスの症例報告の直後から、脳の白質を切截するロイコトミー手術は、イタリア、ルーマニア、ブラジル、キューバ、アメリカなどの国々の精神医療現場で次第に採用されるようになっていった。

＊「精神外科」には厳密な定義は見られないが、一般には、器質的病変が認められない内因性精神病者の脳に外科的侵襲（切断または切除）を加えることによって症状の改善を図る治療法だと説明されている（**加藤（正）ほか**・４４９頁〔武正健一〕）。後述するアメリカのフリーマンが名づけた術式のロボトミー手術（切断）が代表的なものであったため、ロボトミーが精神外科の代名詞にもなっている。その後は、モニスのロイコトミー（切断）、ロボトミーと並行して実施されたロベクトミー

(lobectomy：脳葉［lobus］と切除［bectomy］の造語）のほか、それらの改良型など多種多様な術式が開発され、次第に、それぞれの施術者が独自の方式を採用して手術するようになっていった。日本で精神外科が陰りを見せ始めていた時期に公刊された標準的な解説書には（**広瀬b・388頁以下**）、モニスのロイコトミー以来の代表的な術式が写真入りで紹介され、詳細な解説が付されている。

モニスの限界

もっとも、モニスによる手術の効果判定においては、患者が退院して一応の社会生活が営めるようになるといった、客観的な指標や基準によらない印象的な評価が重視されていた。その一方で、後遺障害の有無や内容・程度が重視されることはほとんどなかった。また、20例の症例報告も、術後１週間ないし10週間（平均４・７週間）を経過した時点を報告するものにとどまり、長期の経過状況が問題にされることはなかった。モニスにとっても、精神外科は、その端緒となったブルクハルトの場合と同様、精神疾患の完治（治癒）を目指す直接的な治療法ではなく、あくまでも患者の身体状況ないし行動障害（固定観念や常同行動）の改善や鎮静を目指す間接的な治療法

（広義の治療法）と考えられていたのである。また、そこでの鎮静は、長期のもの（寛解）までは求められず、一定の長さの持続（緩解）で足りると考えられていた。こうした点は、日本を含めて、その後の精神外科手術においても共通している。その意味で、精神障害（者）を対象とする精神外科は、一般医療の外科手術が完治をめざす治療法であったのと比べて、大きな内在的制約と限界を持っていたのである。

このように、ブルクハルトやモニスが精神外科に手を染めるに至った際の想定、すなわち精神疾患をもたらす前頭葉の固定化されたシナプス回路を切断すれば疾患はなくなるはずであるという仮説は、最後まで実証されることがなく終わることになった。１９３７年を最後に、モニスの精神外科関係の論稿は公刊されていないようであるが（**Moniz (a)**・１３７９頁以下が最後の論稿と思われる）、その理由は必ずしも明らかでない。あるいは、１９３８年に73例目の被術者が脳内出血で死亡したことが理由だったのかもしれない。モニスの施術例は１００例ほどであるとされているから、死亡例の出現によってただちにロボトミーから撤退したとは思われないが、初の死亡例から間もなく精神外科手術から撤退したことは推測できよう。そうだとすれば、精神外科の首唱者であるモニスにとって、その実践は、わずか5年程度のものにすぎなかったということになる。

モニスの栄光

精神科医として着実な実績を挙げていくなかで、モニスは、1903年（29歳）からポルトガルの国会議員を1917年まで務めた後、同年に外務大臣になり、スペイン大使（1917年～1919年［第1次共和制］）および第1次世界大戦後のパリ講和会議の首席代表（1918年～1919年）をも歴任している。精神科医として著名だったモニスは、1900年代初頭の政治家としても華々しい実績を持つ人物であった。1938年頃に精神外科手術から遠ざかったモニスは、65歳を迎えた1939年に偏執症患者から診察室で銃撃されて脊髄損傷を負い、その後は下半身に障害をかかえて生涯を送ることになった。銃撃犯人については、インターネットなどではロボトミーの被術者による復讐であったとの指摘も見られる。それが事実であれば、いかにも「因縁話」めいた出来事であるが、真偽のほどは明らかでない。

モニスは、30年以上にわたって勤務したリスボン大学を1943年に引退した後、サンタ・マルタ病院の臨床神経学科長として、パーキンソン病などの治療に従事している。そして、1949年には、「内臓の働きを統御する間脳機能のマッピングの業績」で同時受賞したスイスの神経生理学者ヴァルター・ヘス（Walter Rudolf Hess：

1881年~1973年）と並んで、「ある種の精神病に対する前額部大脳神経切断（前頭葉白質切截術）の治療的意義の発見」により、脳血管造影法の開発で、かつて受賞を逸した念願のノーベル生理学・医学賞を受賞するという栄誉に輝いている。ちなみに、この年のノーベル物理学賞は、「陽子と中性子との間に作用する核力を媒介するものとしての中間子の存在を予想」により、日本人初の受賞者として、京都大学教授の湯川秀樹（1907年~1981年）に授与されている。

精神外科の先駆者としてのモニスの名声は、政治家としての高い実績があったことも手伝ってか、ポルトガルにおいては絶大なものがある。81歳で亡くなった後も、1975年の生誕100周年を記念して、旧海外省所管の植民地病院が社会保障省に移管されてエガス・モニス記念病院に改称されたほか、記念切手の発行、博物館として生家が保存されるなど、その名声は現在に至るまで連綿として維持されている。また、最初の手術で直接の執刀を担当したリマも、ポルトガル随一の神経外科医としての地位と名声を獲得し、1974年にポルトガル科学アカデミーの会長に就任している（Antunes参照）。

ヨーロッパにおける精神外科のその後

　モニスが首唱した精神外科手術は、ヨーロッパでは必ずしも多くの追随者を見出すことができずに、徐々に衰退の一途をたどることになった。その最大の理由は、前提となる仮説の曖昧さや客観的な効果判定の困難性や恣意性にあったと言ってよい。事実、ノーベル賞の授賞に際しても、授賞理由は、精神外科の治療「的」意義にとどまっていた。精神外科は、ノーベル賞の選考過程においても、そもそも、精神疾患の完治を目的とする直接的な治療法とは認識されていなかったのである。このことは、１９２７年に精神科医として初のノーベル生理学・医学賞を受賞したヤウレックのマラリア発熱療法の場合と同様、精神科医療における内在的制約であり、限界であると言うことができる。また、脳を直接的に侵襲する手術方法の倫理的な問題も、精神外科が廃れた大きな理由であった。特に、手術後の死亡を含む深刻な後遺障害との関係で、手術を受けた患者やその家族を中心として、モニスに対するノーベル賞の取り消し運動が展開され、現在も続いている事実には注目しなければならない。モニスによる精神外科手術について、このような「光と陰」とも言うべき両極端の評価と対応が見られる点にも、当時の精神外科をめぐる深刻な問題が如実に示されている。そして、その「陰」の部分こそが、精神外科の「悪魔」性を示すものであった。

1948年には、モニスを会長とする第1回国際精神外科学会がリスボンで開催され、28カ国から200人余りが参加し、約8000例の手術報告がされた。しかし、その後の長きにわたって、第2回目が開催されることはなかった。この点にも、当時の精神外科に対する否定的な状況が如実に表れている。20年を経てデンマークのコペンハーゲンで開催された第2回国際精神外科学会（1970年）においては、従来の精神外科手術の手法はすでに放棄され、大脳辺縁系を標的部位とする定位脳手術＊などの新しい術式の報告が中心になっていた（**広瀬e**・1099頁以下）。この時点では、ヨーロッパにおける精神外科は、すでに「過去の遺物」となっていたのである。ただ、その一方で、1950年代初頭までのイギリスなどでは、直接的な治療効果はないとしても、死亡や合併症などのリスクを上回る患者の利益（鎮静化）があるとの主張が展開されるなど、精神外科手術は依然として一定の評価を受けていたようである（**奥野**・71頁以下参照）。

＊定位脳手術（stereoencephalotomy）は、脳定位固定装置を用いて、頭に小さな穴を開けて（穿孔）、脳の深部に細い穿刺針を正確に突き刺し、目標とする組織部分

だけを破壊する手術をいう。モニスがノーベル賞を受賞した１９４９年に、神経外科医のタライラッハ（Jean Talairach）がパリのサンタンヌ病院で精神疾患患者にはじめて行った。破壊の方法は、機械的破壊、化学的破壊、熱凝固、凍結破壊、超音波破壊、放射性同位元素による破壊など、多様である。現在では、パーキンソン症候群、舞踏病、アテトーゼ、痙性斜頸などの不随意筋運動症のほか、進行した乳癌、前立腺癌、脳腫瘍、各種の疼痛などの治療に広く応用されている。定位脳手術は、侵襲する部位が限局されている点で、「闇雲に行われる切截」の印象が強かった精神外科に比べて、本来の治療としての優位性が認められ、第２世代の精神外科手技と呼ばれている。

3　時代背景としてのナチス・ドイツの戦争犯罪とその後

ナチスによるヨーロッパ支配とその終焉

モニスがはじめて精神外科手術を行った１９３５年前後のヨーロッパは、全域にわたって、1933年に政権を奪取したナチス（国民社会主義ドイツ労働者党）が支配するドイツ第3帝国によって、きわめて深刻な危機の渦中にあった。政権獲得後の第3帝国は、ザール地方のドイツへの復帰（1935年1月13日）、ラインラントへの進駐（1936年3月7日）、オーストリアの併合（1938年3月13日）、チェコスロバキアのズデーテン地方の獲得（同9月29日）、チェコスロバキアのボヘミア・モラビアのベーメン・メーレン保護領化（1939年3月15日）、リトアニアのメーメル併合（同3月22日）など、ヨーロッパ全土への武力進出と支配を目論んだ侵攻作戦を着実に実行し、大きな成果を挙げていった。1939年9月1日に、ドイツ・ポーランド不可侵条約（1934年1月16日締結）を一方的に破棄してポーランドに侵攻したドイツは（第2次世界大戦の始まり）、1カ月でポーランド全土を制圧してポーランド総督府を設置した。その後も、ノルウェー、デンマークへの侵攻（1940年4月9日）、フランス、オランダ、ベルギー、ルクセンブルクへの侵攻（同5月10日）、ユーゴスラビアへの侵攻（1941年4月6日）、ギリシャ・イタリア戦争にイタリア側として介入（同4月10日）し、武力によってヨーロッパ全土を蹂躙していった。精神外科が始められた時期のヨーロッパは、まさに、このような社会情勢のもとにあったのである。

１９４３年2月2日にスターリングラードの戦いでドイツ第6軍がソ連軍に降伏したことを契機として、第3帝国は、一気に敗戦への途を転げ落ちることになった。そして、１９４５年4月30日に、56歳のヒトラー（Adolf Hitler：１８８９年～１９４５年）が、前日に正式な妻となったエヴァ・ブラウンとともに、ベルリン市内の総統官邸敷設の地下壕内でピストル自殺を遂げ、10年余りにわたるドイツ第3帝国は事実上の終焉を迎えた。5月9日にはドイツ国防軍が降伏し、10年以上に及んだヨーロッパにおける第2次大戦は完全に終結した。その後に続いたドイツに対する一連の敗戦処理の過程で、ユダヤ民族の絶滅作戦（ホロコースト）をはじめ、精神障害者や老齢者等に対する「安楽死」計画の遂行など、ナチスによる非人道的な犯罪的行為の事実が次々と明らかにされ、改めて世界を震撼させることになった。そして、これらの事実は、いずれも、連合国によるニュルンベルク国際軍事裁判（１９４５年11月20日～１９４６年10月1日）において、戦争犯罪ないしは「人道に対する罪」として厳しく断罪されることになったのである（**パーシコ、芝、**参照）。

ナチスの人体実験

ナチスの戦争犯罪のなかでも、一連の「人体実験」は、医学界をはじめとする当時の人々と社会に大きな衝撃を与えるものであった。それは、被験者の同意もなしに非人道的な方法で行われ、被験者のほとんどが死亡し、運がよくても一生涯にわたる不治の障害を負わされたという悲惨な結果に終わったものである。アウシュヴィッツ強制収容所に収容されていた双子約1500人に対するヨーゼフ・メンゲレの遺伝子操作実験や、結合双生児の制作実験（1943年～1944年）が特に有名なものであり、そこでの生存者は約100人にすぎなかった。

それ以外に、ダッハウ強制収容所とアウシュヴィッツ強制収容所でのジクムント・ラッシャーによる低温実験（低体温症の予防と治療手段を開発する目的［1941年～1942年］）、ダッハウ強制収容所でのクラウス・シリングによるマラリア感染実験（マラリア治療のための免疫を開発する目的［1942年2月～1945年の4月頃］）、ラーフェンスブリュック強制収容所での骨・筋肉・神経の再生と骨の移植実験（ドイツ国防軍の能力の増強と向上を図る目的［1942年9月～1943年12月頃］）、ザクセンハウゼン強制収容所やナッツヴァイラー強制収容所でのマスタードガス曝露実験（マスタードガスによる負傷者に対する効果的な治療法を開発する目的［１９３９年９月〜１９４５年４月］）、ラーフェンスブリュック強制収容所でのスルフォンアミド（サルファ剤）の効果確認実験（人工の抗菌剤であるスルフォンアミドの有効性を調査・確認する目的［１９４２年７月頃〜１９４３年９月頃］）、ダッハウ強制収容所での海水飲用実験（海水の飲用を可能にする目的［１９４４年７月頃〜１９４４年９月頃］）など、枚挙に暇がないほどの数の悪行の事実が明らかにされ、犠牲者の数も正確には把握されていないほどである。

これらの実験は、外見的には「医学研究」の衣をまとってはいたものの、医学研究とは名ばかりのもの（僭称）で、その実質は、もっぱらナチス・ドイツの戦争遂行に奉仕するためだけの「人体実験」にほかならなかった。

医療裁判における医師の断罪

ナチスの戦争犯罪の全体がニュルンベルク裁判によって厳しく断罪されていくなかで、その一環として行われた「医療裁判」（「医師裁判」とも言われるが、被告人が医師だけでなかった点で不適切な呼称である）の成果として、１９４７年に、非倫理的な人体実験研究を否定する「ニュルンベルク綱領（Nuremberg Code）」が策定された。この綱領は、ニュルンベルク裁判の時点では非人道的な人体実験行為を直接的に処罰する法律が存在しなかったため、ナチスの人体実験が社会的に許されないものであることを明らかにしたうえで、一連の人体実験を殺人罪や傷害罪として処罰することを目的として策定された。ニュルンベルク裁判の当時には、人体実験や医学研究の合法・違法を区別する基準がなかったため、被告人らは、自分らの行為は戦前のものと変わらないとして、無罪を強く主張していたのである。こうした事態に直面して、医療裁判の検察側証人であったアメリカの生理学・薬理学者のアイビー（Andrew Ivy）と精神神経医学者のアレキサンダー（Leo Alexander）は、合法的な医学研究の要件を概説した覚書を合衆国戦争犯罪評議会に提出した。この覚書にもとづいて策定されたのが、ニュルンベルク綱領であったと言われている。

たしかに、ドイツやフランスといった大陸法系の国々では、行為の時点に存在していなかったルール（事後法）を刑事裁判に遡及適用して処罰することは、近代刑法の大原則である「罪刑法定主義」＊に抵触することから絶対的に禁じられる（事後法の禁止）。しかし、医療裁判の被告人のほとんどがドイツ人であったにもかかわらず、行為後に策定されたニュルンベルク綱領（典型的な事後法）を適用して処罰することについて、事後法の禁止が問題にされることは全くなかった。ナチスの想像を絶する非人道的行為によるあまりに悲惨な結果という現実を突き付けられて、事後法の禁止という理論的な問題は不問に付されてしまったのであろう。あるいは、検察団や裁判団、弁護団の多くが非大陸法系（コモン・ロー法系その他）の人々から構成されていたからかもしれない。いずれにしても、この医療裁判の結果は、起訴された23名の被告人（20名が医師）で有罪が認められた者のうち絞首刑が7名、終身禁錮刑が5名、有期禁錮刑が4名という、きわめて厳しい内容のものであった。

＊ヨーロッパ中世期の刑事司法は、絶対主義国家の体制維持を目的として、罪刑専断にもとづく処罰の恣意性、刑法と宗教・道徳との未分離にもとづく過度の干渉性、身分制にもとづく処罰の不平等性、威嚇刑罰思想にもとづく処罰の過酷性という特徴を持っていた。他方、アンシャン・レジーム（旧体制）を克服した近代市民社会の刑法は、「法律なければ犯罪なく、法律なければ刑罰なし」という有名な言葉（近代刑法学の父と言われるフォイエルバッハの表現）で表される罪刑法定主義（犯罪と刑罰は成文法によって市民に予告されていなければならない）の原則を採用した。

罪刑法定主義の原則によれば、行為の時点より後に作られた刑法を遡及適用して処罰することは、予告にもとづかない不意打ちとして、絶対的に禁じられる（事後法の禁止または遡及処罰の禁止）。罪刑法定主義は、大陸法系の国では当然視されていたが（**井田**／**丸山**・13頁以下［丸山］）、判例の集積を裁判規範とするコモン・ロー法系の国（イギリスやアメリカ）では当然の原則というわけでもない。ニュルンベルク裁判がコモン・ロー法系の国々（連合国）を中心に、前代未聞の非人道的な戦争犯罪を裁くものであったため、事後法による処罰も当然に認められるとして、疑う余地さえなかったのかもしれない。

ニュルンベルク綱領の内容

ニュルンベルク綱領は、「人体実験」の内容について積極的な定義を置くことはせず、「許容されうる医学実験（Permissable Medical Experiments）」として認められるための10要件を具体的に明示した。したがって、それらの要件のいずれかを欠く研究は、「許容されない人体実験」として扱われ、違法なものとされたのである。綱領が明示した10要件の内容の概要は、次の通りである（邦語訳として、http://www.med.kyushu-u.ac.jp/recnet_fukuoka/houki-rinri/nuremberg.html［笹栗俊之訳］）。

1. 実験を行うためには被験者の自発的同意の存在が絶対的に必要不可欠である。
2. 実験は、社会の利益にとって実りのある結果を生み出すものでなければならず、また他の方法や研究手段によっては実行が不可能なものに限られる。たとえ、作為的ないしは悪意によるものでなくても、本質的に不必要なものであってはならない。
3. 実験は、動物実験の結果および病気の自然な過程についての全知識、研究中に生じうる問題についての全知識を前提として設計され、予想される結果が実験を正当化させるものでなければならない。
4. 実験は、不必要な肉体的ないし精神的な苦痛、さらには害悪のすべてを避けるものでなければならない。
5. 死亡または身体障害をもたらす傷害が発生すると信じるに足りる先験的な理由がある場合、実験を実施してはならない。ただし、場合によっては、実験医師みずからが被験者としての役割をも果たす実験は除外されることがありうる。
6. 発生が予想されるリスクの程度は、実験によって解決されるべき問題の人道的重要性を基準とする程度を超えてはならない。
7. わずかな可能性であっても、傷害や障害が予想される場合は、被験者の保護のため、適切な準備と設備のもとで実験を行わなければならない。

8．実験は、科学的に資格のある人だけによって行われなければならない。実験の実施者および参加者には、その実験の全段階・過程を通じて、最高度の技術と注意が要求されなければならない。

9．実験の過程において、実験の継続が不可能であると思われる肉体的・精神的な状態に被験者が達した場合は、実験を終了する自由が被験者に与えられなければならない。

10．実験の過程において、責任者である科学者は、その立場に応じた誠実さ、優れた技能、注意深い判断力のすべてにもとづき、万一にも被験者に傷害、身体障害または死をもたらす可能性がある場合に備え、いつでも実験を終了できる準備をしておかなければならない。

以上の要件は、いずれも、施設内研究倫理審査委員会（IRB [Institutional Review Board]）や認定臨床研究審査委員会（CRB [Certified Review Board]）による研究倫理審査制度が確立している現在では、実際の審査の場において、当然のものとして重視され、機能しているものである。

精神外科とニュルンベルク綱領の限界

　ナチスによる人体実験への反省のもとに策定されたニュルンベルク綱領は、医学研究における倫理のあり方に特段の意識が払われていなかった20世紀前半の時期において、まさに画期的なものであった。当時の精神外科との関係で言えば、要件1および要件7、要件8、要件9、要件10については、資格のある医師によって適切な手続で妥当な手段によって手術が実施される限りで、精神外科は綱領との関係で特段の問題を生じるものではなかった。他方、綱領に明示された要件のいくつかとの関係では、当時の精神外科は、大きな問題を持つものであった。

　要件2との関係では、手術による被術者の改善に積極的な「社会的利益」があるかが疑問であり、手術に補充性（唯一無二の手段であることとの要請）が肯定できるかも疑わしかった。それは、要件6についても同様である。また、要件3との関係では、十分な動物実験を経ずにいきなり精神障害者に実施された点だけでなく、実験を正当化するような結果の予測すら明らかでなかった。要件4については、手術の結果としての死亡を含む後遺障害が「不必要なものではない」ことが明らかではなかった。さらに、要件5との関係では、死亡または身体障害が発生する可能性が、先行する症例報告においてすでに先験的に明示されていた。こうした疑念との関係で、ニュルンベルク綱領の10要件を具体化して運用されている現在の研究倫理審査の感覚からすれば、当時の精神外科手術は、ただちに許容されない「人体実験そのもの」ではなかったとしても、「人体実験的なもの」として、許容することができないとの判断も十分にありうるものだったのである。

そうした事情があるにもかかわらず、ニュルンベルク綱領のもとで、精神外科はほとんど問題視されることなく推移していた。その理由は、必ずしも明らかでないが、綱領が策定された経緯に求めることができるように思われる。それは、綱領が、直接的には、「ナチスの非人道的な人体実験」を行った「非人間的で野蛮な医師」の処罰を念頭に置いて策定されたことである。そのような理由にもとづく綱領は、もっぱら「ナチス的な人体実験」を行う医師を排除するためだけのもので、曲がりなりにも「患者の状態の鎮静化」を目的として精神外科手術を行う「普通の医師」は対象にならない、というイメージで捉えられていたように思われる。事実、ニュルンベルク綱領策定後の各国の対応は、しばらくの間、綱領にもとづいて国内法を整備することもなかったし、綱領を医学実験のためのガイドラインとして正式に承認する動きも見られなかったのである。

先駆的であったニュルンベルク綱領の具体化は、綱領策定直後に採択された第2回世界医師会総会のジュネーブ宣言（１９４８年）における「現代的ヒポクラテスの誓い」を経て、１９６４年に世界医師会が公表した「ＷＭＡ ヘルシンキ宣言：ヒトを対象とする医学研究の倫理諸原則」まで待たなければならなかった。もっとも、ナチスの暴虐を直接的に体験したヨーロッパにおいては、ニュルンベルク綱領の策定と公表が、モニス以降の精神外科が徐々に下火になっていく大きな要因であったろうことは想像に難くない。そうしたなか、１９５０年にソ連が世界で初めて、非人道的な手術であることを理由として、法律でロボトミーを禁止したことは特筆に値する出来事であった。

4　アメリカにおけるロボトミーの隆盛

ロボトミーの命名者：悪魔に取り憑かれたウォルター・フリーマン

ヨーロッパでは必ずしも積極的な評価が定着することのなかったモニス流の精神外

科手術は、アメリカの精神科医のウォルター・フリーマン（Walter Freeman：１895年～１972年）によって、ヨーロッパとは大きく異なっていた社会情勢下のアメリカに持ち込まれ、その後の一時期、アメリカ精神医療現場を席巻するものになっていく。フリーマンは、モニス流の手術方法（ロイコトミー）を独自に改良し、それを「標準式ロボトミー（standard prefrontal lobotomy）」と名づけた。後に精神外科の代名詞として「一人歩き」をすることになる「ロボトミー」の名称は、フリーマンがはじめて使用したものである（詳細については、**橳島**・21頁以下、**エル＝ハイ**、参照）。

フリーマンは、ペンシルベニア州のフィラデルフィアにおいて、父親が耳鼻科の開業医であった家庭に生まれた。また、母方の祖父ウィリアム・キーン（William Williams Keen）は、脳腫瘍の切除術や人工肛門の設営方法で名声を博したアメリカ初の脳外科医で、第32代アメリカ大統領のルーズベルト（Franklin Delano Roosevelt：１882年～１945年［在任は1933年～1945年］）の主治医やアメリカ医師会長も務めた人物であり、フリーマンはこの祖父に多大な影響を受けたと言われる。キーンは、１890年にベルリンで開催された国際医学会議に参加して、ロベクトミーの先駆となるブルクハルトの大脳皮質切除術についての症例報告を聴講している。そのことからすれば、祖父の影響を強く受けていたフリーマンも、直接的な示唆を得たモニスの症例報告に接するより前に、ブルクハルトの業績をすでに知っていた可能性が高いものと思われる。

20歳でイェール大学を卒業したフリーマンは、ペンシルベニア大学医学校に進学して解剖学と神経病理学を学んだ。その後、ヨーロッパに留学して、モニスが学んだパリのサルペトリエール病院をはじめ、ローマ、ウィーンなどで神経病理学の研究に励んだ。そして、帰国後の１９２４年、祖父らの紹介によって、ワシントンＤＣに所在する連邦精神障害者施設のセント・エリザベス病院に就職することになった。それは、彼が弱冠28歳の時のことである。その後、１９３１年にジョージ・ワシントン大学の神経科教授となり、１９５４年まで在籍した。また、モニスに傾倒して精神外科に手を染めるようになったフリーマンは、後に、モニスがノーベル賞を受賞した際には推薦者として力を貸すことになった。

１９４０年代前半までのアメリカ精神医療現場

フリーマンが職を得た時期のアメリカの精神医療現場は、１９３０年代後半から40

年代前半にかけて、40万人にものぼる精神疾患患者を病院（主として公立病院）に入院させる習慣が広く定着しており、精神病患者の最期を救貧院などの保護施設で看取ることが多く、むしろ家庭で看取ることは珍しかったと言われる。しかも、当時、精神疾患・障害は治療することが不可能なものであると考えられていたため、入院後の有効な処遇方法は確立しておらず、収容した患者を単に拘束するだけの状態が日常化していた。その結果、公立病院を中心とする入院患者は、退院の目途が立たずに増加の一途をたどり、病院の状況は悲惨を極めていた。特に、精神分裂病患者を中心として、ただ拘束されているだけの精神障害者が一般病棟を含めた病床全体の半数以上を占め、無秩序な状態を呈していたと言われている。

こうした状況を少しでも改善する（患者の状態を鎮静化して院内の秩序を回復・維持する）ための試みとして、１９３０年代には、第1次大戦後に流行したマラリア発熱療法をはじめとする、いわゆるショック療法（インスリン昏睡療法、メトラゾール療法、電気痙攣療法）がヨーロッパで開発され、すでにアメリカの精神医療現場でも頻繁に行われていた。ショック療法の最終目的は、薬物投与や物理的刺激を患者の脳に与えることで昏睡や痙攣を惹起して、患者の精神症状を鎮静化して改善し、病院内の秩序の維持と回復を図り、一時的であれ患者を退院させて社会に戻すことであった。

有効な根本的治療法がない現状のもとで、入院患者が激増する病院の状況を改善するには、次善の策として、ショック療法に頼らざるを得なかったのである。フリーマンは、ワシントンDCで最初にショック療法を実施した人物でもあった。その後、モニスのロイコトミーの症例報告に接してからは、従来のショック療法の精力的な実施と並行して、次第にモニス流の精神外科手術に手を染めていった。１９３０年代から１９４０年代はじめのフリーマンにとっては、ショック療法が依然として主流であり、ロボトミー手術はショック療法を補完するものにすぎなかったのである。

ロボトミーの採用とローズマリー・ケネディ

フリーマンは、１９３６年9月14日、ジョージ・ワシントン大学において、同僚の脳神経外科医のジェームズ・ワッツ（James Watts：１９０４～１９９４年）と共同して、63歳の激越性うつ病の女性患者に対して最初の白質切截手術を行い、30分程度で脳の12か所を切截した。さらに、１９３７年代後半までには、モニスの術式を独自に改良した術式を考案して、それを「フリーマン・ワッツ式標準ロボトミー」と命名した。これによって、はじめて「ロボトミー」の名称が世間に知られることになった。

それ以後、フリーマンの積極的な広報活動も手伝って、「ロボトミー」が精神外科の代名詞として徐々に現場に定着していくことになる。その後、彼の治療の重点は次第にロボトミー手術へと移行し、１９４０年代の中頃には、ショック療法を完全に放棄してロボトミー手術に乗り換えるまでになっていく。フリーマンにとって、ショック療法は、精神疾患症状の改善という効果において、精神外科手術に比べて全く不十分なものだと感じられるようになったのである。

フリーマン・ワッツ式標準ロボトミーの術式は、頭頂部に穴をあけるモニスの術式と異なり、側頭部のこめかみ付近に小さな穴をあけて細いヘラ状の器具（ロボトーム）を挿入し、それを上下に動かして白質の神経束を切断するという、きわめて簡便なものであった（**Freeman**／**Watts**（a）・65頁以下）。また、それは、頭の両側で行うのを通常として、頭皮の切開だけですむため、局所麻酔によって行うことができた。以後、この方法がロボトミーの「標準」的な術式として、「ロボトミー」の名称で世界中に普及し、精神医療現場に浸透していくことになった。

こうしたなか、後にアメリカの第35代大統領となるジョン・Ｆ・ケネディの妹ローズマリー（Rose Marie Kennedy）が、ロボトミー手術を受けたことが世間の大きな話題となった。ローズマリーは、生まれながらの重度の知的障害を有していた。その原因は、出生時の2時間にわたる脳の酸欠状態が原因だと言われている。成人した後も知的レベルが小学4年生程度で、誤字だらけの手紙しか書けず、20代前半で修道院の寄宿舎から脱走し、日常的に、深夜徘徊、感情の爆発や暴力行為などの症状を呈していた。こうした事態を憂慮し、世間体を強く意識した父親で前駐英大使のジョセフ・ケネディ（Joseph Patrick Kennedy Sr.）は、独断でフリーマンに連絡して、1941年11月に標準式ロボトミーの手術を受けさせた。生涯で3、439例のロボトミー手術を行ったとされるフリーマンにとって、これが66例目の手術であった。このことからも明らかなように、1941年末の段階では、ロボトミーは例外的なものでしかなかったのである。手術後のローズマリーは、幼児退行の症状を呈し、知能指数が2歳レベルに低下したうえ、歩くことも話すことも不自由になり、86歳で自然死するまで生涯にわたって障害者用施設に収容され続けたと言われている。

1940年代半ば以降の精神医療現場と経眼窩式ロボトミーの採用

1940年代半ば以降のアメリカ社会は、第2次世界大戦の影響を背景として、コンバット・ストレスのPTSD（Post Traumatic Stress Disorder［心的外傷後ストレス障害」）に悩む従軍帰還兵を中心とする精神疾患患者の激増にともない、精神病院だけでなく、一般の公立病院を含めて慢性的な長期入院状態が発生し、従来にも増して重大な社会問題になっていた。なかでも、特に深刻で喫緊の課題であったのは、入院患者の多くを占める精神分裂病にどのように対処すべきかであった。当時、ロボトミーは、一般に「精神分裂病患者に対しては治療的効果はほとんど認められない」ものと認識されており、モニス同様、そのことはフリーマンも認めていた。しかし、当時の公立病院における慢性的な長期入院状態を解消するという切羽詰まった事情から、「満足な治療効果はないとしても、改善効果だけはある」という理由で、若年者を含む慢性精神分裂病患者を主な対象としてロボトミー手術が積極的に実施され、アメリカ全土へと拡大していくことになったのである。

精神分裂病を中心とする長期入院患者の慢性化という状況の積極的な解消を目ざしたフリーマンは、より簡便な手術方法を模索するようになり、従来の標準式ロボトミーに代えて、経眼窩式ロボトミー（transorbital lobotomy）という手法を開発し、1946年から実行に移していった。それは、上瞼の奥の穴（眼窩）に細長い器具を打ち込んで脳内の白質神経束を切断するもので、頭蓋骨に穴をあける必要がなく、局所麻酔で、しかも特別な手術室を使わずに済むものであった。また、それは、従来のロボトーム（ロボトミー専用の独特の手術器具）に代えてアイスピックで手術ができるなど、術式としてもきわめて簡便なものであった。事実、フリーマンは、アイスピックによる手術（アイスピック・ロボトミーと俗称された）を公開実演してもいた。こうして、経眼窩式ロボトミーに絶対的な自信を持ったフリーマンは、他の大学病院や地方の精神病院への積極的な出張手術をはじめ、講演や公開手術による精力的なPR活動によって、ロボトミー手術の普及に努めた。その結果、簡便なロボトミー手術は、根本的な治療方法ではないが、「小さな効果（病状や言動の改善）」だけは認められる次善の策として、肯定的な評価を得るようになっていった。特に、処遇困難な精神分裂病患者に対する「最後の選択肢（last resort）」としての意義があるとされ、それがロボトミーの正当化根拠とされたのである。

経眼窩式ロボトミーに対する世間の支持

このような「最後の選択肢（最終手段）」という認識は、後述のように、日本の行政と精神医療現場でも、精神分裂病患者との関係で広く一般化したものである。また、それは、患者本人にとって最後の選択肢であるだけでなく、患者の状態の改善は入院施設内の秩序の維持ないしは回復に役立つ手段でもあった。後には、このような施設内の秩序維持や保安を確保するための最終手段性が強調されるようになり、患者本人にとっての最終手段性は次第に軽視されるようになっていく。こうした状況もまた、日本の精神医療現場で同じように見られたところである。1948年までに、フリーマンとワッツは、標準ロボトミーと経眼窩式ロボトミーを併用して、624人の患者に対して702回の施術をしたと言われている。また、彼ら以外にも、アメリカ全体として、1949年の1年間だけでも9、000例を超える手術が行われたと言われる。

1950年5月のアメリカ精神医学会で、フリーマンは、標準式ロボトミー手術からの完全撤退を表明し、経眼窩式ロボトミー手術に専念する態度を明らかにしている。また、それと並行して、ワッツら脳外科医との共同手術関係を解消するに至った。共同関係の解消の理由は、必ずしも明らかではないが、フリーマンが簡便な手術方法を追求するあまりに、手術が不衛生で杜撰なものとなり、本来の外科手術のマナーからかけ離れていったことにワッツが反発したからだとも言われている。また、フリーマンのジャーナリスティクな態度に、医師としての誠実さが疑われたとも推測される。ただ、いずれにしても、脳外科医との関係の断絶という事実は、精神外科手術が、脳手術経験の豊かな脳外科医の協力なしにも簡便に行えるものになったことを如実に示している。

こうしたフリーマンの精力的な活動は、医学界の一部からは否定的に扱われたにもかかわらず、一般メディアから熱狂的な支持を得ただけでなく、当時の精神・神経学関連の重鎮であった精神医学者のマイアー（Adolf Meyer）や、神経科学者でモニスのロイコトミーに影響を与えたフルトンなどからも強い支持を得ていた。こうして、フリーマンの経眼窩式ロボトミー手術は、当時のアメリカの精神医療現場を席巻することになったのである。初期の標準式ロボトミーの時期からフリーマンの活躍を知悉していたジョセフ・ケネディが、娘のローズマリーの手術をフリーマンに頼ったのも、その後のフリーマンの大活躍を予想させる出来事であったと言えよう。

ロボトミーの絶頂期

以上のような事情からすれば、キージー原作の『カッコーの巣の上で』において、主人公のマクマーフィが精神病患者でないと判断されたにもかかわらず、病院内の秩序を守るだけの目的でロボトミー手術を受けさせられる羽目に陥った事態も、容易に理解できるものである。『カッコーの巣の上で』はフィクション作品であるが、実際にも、精神障害者でない12歳の少年が、映画のマクマーフィと同じような言動で、継母に対する不服従や反抗的態度を理由として、ロボトミー手術を受けさせられた事実の存在も公表されている（**ダリー／フレミング**参照）。このように、フリーマンが普及させたロボトミー手術は、1940年代半ばから1950年代初めのアメリカ社会一般に広く浸透していた。

ロボトミーの普及や一般化に向けたフリーマンの一連の行動は、あたかも、悪魔に取り憑かれたかのようなものであった。さらに、その後のアメリカでは、ロボトミー手術の決定手続が、手術を担当する精神科医（主治医）の手から完全に離れて行政の手に移っていったため、手術に対する歯止めがなくなるといった状況も生じることになった。こうしたロボトミー手術は、一部の医学者や医学界からの厳しい批判があったにもかかわらず、当時の精神医療現場や一般メディアでは歓迎され続けた。一時期のアメリカ社会において、フリーマンは、スーパー・ヒーローであり、まさに「時代の寵児」とも言うべき存在であった。

フリーマンは、1946年から1960年にかけて、アメリカ全土の160か所以上の病院等で手術を行い、生涯で3、500例の施術経験（標準式ロボトミー手術例と経眼窩式ロボトミー手術例との合計）があると公言していた。エル＝ハイによるフリーマンの伝記の副題「３４００回ロボトミー手術を行った医師の栄光と失墜」は、フリーマン自身のこの言動にもとづいている。フリーマンが単独で実施した手術例が３、０００例以上（３、４３９例と言われる）にもなるという事実は、彼に対する批判的ないしは否定的な意味合いや評価をも含めて、フリーマンこそ、「世界最大のロボトミスト」と言われるに相応しい人物であったことを示している。

フリーマンの手術の症例判定と自己評価

１９４０年代後半から１９５０年代前半にかけてアメリカの精神医療現場を席巻したロボトミー手術は、実際、どのような効果を上げていたのであろうか。早くも１９４２年の段階で、『精神外科』と題して公刊されたフリーマンとワッツの共著において、彼らがそれまでに行った２００例の追跡調査の結果が明らかにされている。追跡調査の結果は、全体として、改善が63％、変化なしが23％、悪化が14％で、神経症などによる不安障害や鬱病などによる気分障害の患者には効果が認められる一方で、精神分裂病患者に対する効果については総じて否定的なものであった。こうした全体的評価、そして特に精神分裂病に対する否定的な評定は、それまでの先行症例報告と同様の傾向を示すものであった。また、手術による合併症としては、痙攣、失禁、出血、体重増加が認められ、後遺症としては、前頭葉症候群（抑制の欠如、他者への配慮の欠如）が報告されている。さらに、２００例のうち74人の患者については、結果の良好と不良という観点からの比較がされている。良好な結果としては、神経の緊張からの解放が57人、自殺企図が54人から３人への減少が報告され、不良な結果としては、30人に自発性欠如、43人に機転の喪失、29人に怠惰、22人に多幸症状が見られたとされている（**Freeman／Watts、エル＝ハイ・２４４頁以下**）。

また、１９５７年には、前年までに手術した約３、０００症例（標準式ロボトミー６００例と経眼窩式ロボトミー2、４００例）について、術後の成績を分析した結果が公表されている。それによれば、①診療形態と術式の違いに着目した観点から、ⓐ私的診療の標準式ロボトミー（術後5年～10年）では、分裂病患者の70％、鬱病患者の80％、神経症患者の90％が病院外での生活が可能になり、ⓑ私的診療の経眼窩式ロボトミー（術後6年の経過まで）では、分裂病患者の80％、鬱病患者と神経症患者のそれぞれ90％以上が病院外で生活しており、ⓒ州立病院での患者のすべてについて、ⓐⓑの成績はいずれも私的診療の半分程度であり、②症状再発のために再手術を必要とした患者は約３００例（全体の10％）であったが、その3分の1が再手術後に病院外での生活が可能であったとされている。また、③各術式の６００症例ずつを比較分析した場合の有害事象は、ⓐ標準式で、手術関連死が16例、痙攣発作が１４３例、自殺企図が1例であり、ⓑ経眼窩式で、手術関連死が7例、痙攣発作が6例であったとされている（**Freeman**・８７７頁以下）。

このような分析結果からすれば、標準式ロボトミーと比べて、経眼窩式ロボトミーの方が、手術方法が簡便であるだけでなく、結果としても良好だったということになる。ただ、フリーマンにおいても、成績（手術の効果）を評価する際の指標は、継続的な入院をも含めた「一応の日常生活への復帰」が重視されている一方、個別的な後遺症などは相対的に軽視されていたと言ってよい。さらには、術前の患者の陰鬱な表情が術後に朗らかになったことさえもが、改善が見られた症例として肯定的に評価されている。モニスにも見られたように、成績評価の曖昧さや不確定さ、さらには後遺症の軽視は、「最後の選択肢」として正当化されたロボトミーの致命的とも言える欠点であり、限界（内在的制約）でもあった。それは、後に言及するように、日本においても全く同様のことである。

アメリカにおけるロボトミーの問題性

アメリカの精神医療現場で流行したロボトミー手術は、ヨーロッパとは明らかに異なる社会状況に支えられていた。何よりも、当時のアメリカの精神医療政策が、精神病に対する積極的ないしは効果的な治療法が見出せない状況のもとで、患者を施設に閉じ込めておく以外の方策を採れなかったことであり、その結果として慢性的な入院患者の激増であった。そのため、ロボトミー手術によって患者の状態が少しでも改善し、曲がりなりにも社会生活に復帰させられるのであれば、公立施設・病院に収容されて公費で世話を受けている者が納税者の立場へと転じ、それによって社会的コストを減少させることができる。また、同時に、それは、絶望的な思いに苦しんでいた患者家族の救いともなりうる。この点について、フリーマンは、「ロボトミーは患者を家に帰す（Lobotomy gets them home)」と公言して憚らなかった。さらに、社会復帰までは困難だとしても、入院中の患者の状態が鎮静化できれば、施設の安全や秩序が保たれ、スタッフの負担や経費を軽減することができる。『カッコーの巣の上で』において描かれた施設の状況とロボトミー手術の実施は、まさにこのような希望的観測をうかがわせるものであった。

　しかし、こうした社会功利的観点からの有用性は、他方において、被術者本人の利益や人権を相対的に軽視（さらには無視）する傾向を生み、ロボトミー手術そのものの是非や可否を論じる方向（本来あるべき倫理的側面での議論）に進むことを阻害するものであった。こうした状況は、アメリカとほぼ同時期にロボトミーが精神医療現場に定着していった日本についても、同じように見られたものである。

　もうひとつの特徴として、フリーマンが、大衆メディアを利用して、ロボトミーを精神医療現場だけでなく、社会一般にまで積極的に広めていった事実を指摘できる。それまでの精神外科が、医療現場に閉ざされていたのに対して、フリーマンは、それを一般化し、さらには大衆化することに成功した。その点では、彼が「ロボトミー手術を積極的に利用した」側面のあることを否定できない。あるいは、「ある種の売名行為」であったと言えるかもしれない。フリーマンの伝記の作者であるエル＝ハイが、20世紀に悪名を馳せた医師として、ナチス・ドイツのヨーゼフ・メンゲレに次いでフリーマンの名を挙げているのも（**エル＝ハイ**・「はじめに」7頁）、その意味で無理からぬものがある。ただ、ロボトミー手術に対するフリーマンの態度は、一貫してその有用性（患者の状態の鎮静化）を確信したものであり、社会迎合的な言動も「単なる売名行為」とまでは言うことが出来ない。その点では、被験者の死を全く意に介さなかったナチスの科学者とは明らかに異なっている。

ロボトミーの断念とその後のフリーマン

１９３６年に第1例の手術を実施した後、１９４０年代と１９５０年代を通じて精力的にロボトミー手術を行ったフリーマンであったが、１９６７年の手術において、20年来の患者で3度目のロボトミー手術を受けた女性が術後に脳出血で死亡したことを機に、まるで憑き物が落ちたかのように、以後の施術を完全に放棄することになった。それまでの多くの症例報告においても死亡例は少なからず報告されていたが（全体の3～4％程度）、依然として彼が手術の放棄を決断することはなかった。しかし、20年来の親密な関係を築いていた患者の手術死という出来事は、さすがのフリーマンにとっても大きな衝撃であったと想像される。

さらに、フリーマンがロボトミーを断念した重要な背景として、精神分裂病患者への高い治療効果が確認された向精神薬のクロルプロマジンの登場を指摘できる。患者の「鎮静」手段として、死亡もありうる侵襲性の高い外科的手術に頼るよりは、より侵襲性の低い薬物の方が望ましいのは自明のことだからである。この点で、フリーマンの自発的な断念がなかったとしても、精神外科は、近い将来に放逐されるべき運命にあった。こうした背景事情のもとでの親しい患者の手術死は、フリーマンにロボトミー手術を断念させる「引き金」になったものと言えよう。

最終的にロボトミー（精神外科手術）を断念したフリーマンは、その後、かつて自分が施術した患者の予後を追跡調査する旅を続けて生涯を終えることになる（**エル＝ハイ・３７３頁以下**）。モニスの晩年が栄光に満ちていたのに比べ、フリーマンの晩年は、孤独で寂しいものであったことをうかがわせる事実である。「世界最大のロボトミスト」と呼ばれた人物の生涯は、必ずしも幸せに幕を閉じたわけではなかったと言えるのかもしれない。

5　欧米における精神外科の扱い：本章のまとめ

本章では、欧米における精神外科の歩みについて、ブルクハルトがはじめて着手した脳手術（ロベクトミーの先駆）に触発されたモニスがロイコトミー手術を開発した後、アメリカでフリーマンがそれをロボトミー手術として発展させ、当時の精神医療現場に広く定着させるに至った経緯を見てきた。精神外科を「悪魔」的な所業と見る本書が、章題を「『悪魔』の誕生と跳梁」とした理由もここにある。

文献などから確認できる限りで、精神外科は、その誕生の地であったヨーロッパにおいては、当時の社会はもちろんのこと、精神医療現場でも広く普及するまでにはならなかったようである。精神疾患に対する直接的な治療効果が認められず、患者の状態の鎮静という効果しかなかった精神外科は、十分な仮説にもとづかずに、「空想」とも言える発想（**八木・**83頁＊6）によって脳に直接的な侵襲を加えるものであった。その意味で「人体実験」的な要素が強い精神外科は、ナチスの人体実験を直接に経験したヨーロッパにおいては、直感的な拒否反応が強かったと言えるかもしれない。このような対応は、近時のクローン技術に対する倫理的観点からの否定的（少なくとも消極的）な対応に通底している。また、当時のヨーロッパでは、アメリカのような精神病入院患者の激増にともなう施設内の秩序や安全の確保といった、切羽詰まった事情がなかったことも指摘できよう。

他方、アメリカにおいては、事情は大きく異なっていた。ナチスの人体実験を直接に経験しなかったアメリカでは、精神外科を人体実験的なものとして認識する契機に乏しかったと思われる。また、何よりも、精神病入院患者の激増にともなう施設内の秩序維持の必要性から、直接的な治療効果がなくても患者の鎮静効果だけは期待できる精神外科は、プラグマティズム（実用主義）の支配するアメリカ社会において、薬物治療が不十分な時期の「最後の手段」として重宝された。そうした状況に輪をかけたのが、フリーマンのジャーナリスティックとも言える積極的な普及活動であった。したがって、フリーマンの撤退によってロボトミー手術が一気に衰退したのは、当然の成り行きであった。また、こうした事情とともに、１９５０年代に抗精神薬のクロルプロマジンが精神医療現場に導入されたことが特に重要である。侵襲の程度も高く危険なロボトミー手術が、精神病患者の状態を鎮静化する効果においては同等な薬物療法に取って代わられたのは、必然的な推移なのであった。

本章で明らかになった経緯から、アメリカにおいては、精神外科の人体実験的な性格を問題にしたり、倫理的観点から精神外科の是非を問うような議論（筋論）は、ほとんど顧みられることがなかった。同じような状況は、１９４０年代から１９５０年代における日本の精神医療現場にも見られたところである。他方、日本においては、遅ればせながらも１９７０年代に入って、ロボトミーに代表される精神外科手術について、患者の状態の鎮静化という観点とは別に、精神外科手術の是非と可否が学会を中心として議論されることになった。このような倫理的観点からの意識的な検討の動きは、欧米では見られなかったものであり、特筆に値する。

そこで、次章以下において、日本に持ち込まれた精神外科が、当時のわが国の社会情勢のもとで、精神医療現場でどのように扱われていたのかを確認していくことにする。

第2章　「悪魔」の渡来と精神医療現場への浸透

1　わが国の精神医療制度の概要

ロボトミーを中心とする精神外科手術は、世間一般をも熱狂的に巻き込んで大流行したアメリカとは背景事情が大きく異なってはいるものの、日本の精神医療現場においても、1940年代末から1950年代を中心とする一時期（20年間程度）にわたって広く一般化し、定着したものである。現場でロボトミーが一般化していった時期、日本の精神医療制度は、一体どのようなものだったのであろうか。日本における精神病治療の歴史については、古代から現代までの文献にもとづく詳細な研究が見られる（**八木／田辺**）。そこで、本章では、ロボトミー手術の場を実際に提供していた精神病院＊での入院医療（身体拘束的医療）制度を中心に、ロボトミー流行の前後をも対象として、精神医学界の動向にも言及したうえで、日本における精神医療制度の変遷の概要を明らかにする（詳細については、**加藤（久）**・181頁以下、**藤岡**・204頁以下、精神保健・3頁以下、755頁以下、**風祭**・201頁以下、**広田a**、**高柳ほか**・159頁以下〔櫻木章司〕、**大谷b**・15頁以下、参照）。それによって、ロボトミーだけに限定されない、日本の精神医療における問題点の一端も明らかになろう。そのうえで、日本におけるロボトミー手術の実態を具体的に明らかにする。

＊「精神病院」という名称は、古くから社会に定着しているが、精神障害者を不必要なまでの長い期間にわたって収容する、閉鎖的な施設という否定的なイメージが常につきまとっていた。そこで、そうしたイメージを払拭するため、２００６年の「精神病院の用語の整理等のための関係法律の一部を改正する法律」（平成18年法律94号）で、「精神科病院」という用語に改められた。しかし、名称変更によって病院の実態までもが大きく変わるというものでもない。そこで、本書では、ロボトミー手術が行われていた時期の一般的用語であった「精神病院」を用いる。また、「精神疾患患者」「精神障害者」「精神病者」などの用語についても、適宜、文脈との関係で適切な表記に拠ることにする。

精神衛生法が制定されるまで：精神医学と精神医療の幕開け

精神医療に関する法制度が整備されるまでの明治期以前（特に江戸期）にあっては、

精神障害者への公的な対応は、司法機能と行政機能とが混在する奉行所などによって限定的に行われていた。そこでは、行政的な手続と許可にもとづいて、家族や名主等の「入牢願」による牢獄への閉じ込め（入牢）、私宅に閉じ込めておく「檻入」、非人頭に預ける「溜預」によって、精神病者を一般社会から隔離する政策がとられていた。そうした時期にあっては、精神病に関する知見や医学的な治療法も緒についてさえおらず、精神障害者を世間から隔離しておく以外には有効な対処方法がなかったのである。また、特異な症状を呈する精神病者は、「乱心者」や「狐憑き」などと呼ばれて異端視され、そうした症状を改善するための対処法も非科学的な民間療法（加持祈禱や滝行など）に頼る程度のものでしかなかった。

また、限定された公的対応としての収容を別にして、精神障害者を念頭に置いた特別な収容施設も存在していなかった。そのため、神社や仏閣などの宗教施設が、入牢・檻入・溜預とともに、事実上、精神障害者の収容施設（社会からの隔離施設）としての役割を果たしていた。さらには、行政の手続や許可と関係なしに患者を私宅に軟禁しておく「私宅監置」も、決して少なくなかった。むしろ、精神障害者の存在を社会から隠すために、公的な対応に頼らず、「座敷牢」の形での私宅監置によるのが主流であったと言えよう。こうした時期の精神障害者は、社会の厄介者や邪魔者として、もっぱら排除されるべき存在（社会的棄民）として扱われるものだったのである。明治初期には、開明的であるとされる当時の知的エリートの代表であった福沢諭吉（1835年〜1901年）でさえ、肺病や癩病、梅毒と同列に並べて、癲狂（精神障害）を遺伝病であるとして、しばしば社会からの排除の必要性を明言していた。こうした事情は、ヨーロッパにおける「魔女狩り」を彷彿とさせるものである。

明治期の日本が富国強兵に向かう時期を迎える頃には、遅まきながら、精神障害者を明確に意識した制度が徐々に整えられていくことになった。1874年の「医制」（明治7年東京・京都・大阪の三府に対する文部省達）の制定によって、今日の精神病院の先駆けとなる癲狂院の設置が認められ、1875年に日本で最初の公立精神科病院である「京都府療病院附属癲狂院」（現在の川越病院）が開設され、1878年に私立精神病院の「加藤瘋癲病院」（東京府）、1879年に「東京府癲狂院」（現在の都立松沢病院＊）が、それぞれ開設された。また、病院設置の動きと並んで、精神医学教育の場として、1880年に愛知医学校（名古屋大学医学部の前身）に精神病舎が設置され、1886年には帝国大学医科大学（東京大学医学部の前身）に精神病学教室が開設されて、初代教授として榊淑（1857年〜1897年）が日本人ではじめて精神医学の講義を行うことになった。さらには、1897年から榊の後継者となった呉秀三（1865年～1932年）教授によって、日本における近代精神医学の基礎が本格的に固められた。それ以後、精神医学は、東京（帝国）大学を中心として急速な発展を遂げていくことになる。

＊東京都立松沢病院は、1872年に東京府本郷に設置された「養育院」に始まる。1879年に神田に移転した際、身体疾患患者と精神疾患患者をそれぞれ分離し、後者を上野恩賜公園に設置した東京府癲狂院（仮称）に収容することになった。癲狂院は1881年に本郷区向ケ丘に移転した後、1886年に小石川区巣鴨駕籠町に移転し（1989年に「東京府巣鴨病院」に改称）、1919年に荏原郡松沢村に移転して「東京府立松沢病院」となった。1943年の東京都制（昭和18年法律89号）の施行で「東京都立松沢病院」に改称し、現在に至っている（詳細については、**岡田**参照）。東大教授となった榊が東大の本郷キャンパス内に精神科病棟を設置しようとしたが、学内の猛反対で実現できず、1887年に当時の癲狂院内に精神科の講義室を設けた。それ以後、歴史的に東京（帝国）大学の精神科医局との関係が強い。

癲狂院時代の第3代院長の榊（1887年～1897年）以降、松沢病院の院長を東大精神科の教授が兼任する（片山国嘉［1897年～1901年］、呉秀三［19

０1年～1925年〕、三宅鑛一〔1925年～1936年〕、内村祐之〔1936年～1949年〕）という慣例があり、それは1949年に国家公務員と地方公務員の兼職が禁じられるまで続いた。なお、国家公務員と地方公務員の兼職が禁じられた後も、東大精神科と松沢病院との間の積極的な人事交流は続き、松沢病院は東大精神科の事実上の臨床現場としての役割を担っていた。

精神衛生法が制定されるまで：入院医療に向けた動き

医制によって精神病院の設置が正式に認められた後も、ほとんどの精神障害者は、私宅監置によって家族のもとに囲い込まれており、従来と基本的な違いはなかった。そうした状況のもとで、全国一律に適用される法制度によって精神病患者に対応する必要性が、次第に感じられるようになっていった。そうした要請を受け、1899年には、救護者がないために路頭にさまよう精神病者の保護を目的とする「行旅病人及行旅死亡人取扱法」が制定された（明治32年法律93号）。続いて、1900年には、精神病者の保護に関する一般的法律として「精神病者監護法」（明治33年法律38号）が制定された（**赤倉**・1頁以下）。特に後者は、精神病者の身体を保護する（患者に対する不法監禁の防止）一方で、社会に対する「患害（患者による加害）」を防止する（患者からの社会の安全確保）という、2面的な目的のもとに制定されたものである（第14回帝国議会貴族院議事速記録第12号［明治33年1月20日］181頁、**久保野・139頁以下**）。他方、それは、家族や親族などの監護義務者による私宅監置に法的根拠を与えて正式に認めるものでもあった（1条、2条以下）。そこでの私宅監置は、用語としては紛らわしいが、座敷牢のイメージの私宅監置とは異なり、事実上、明治期以前の檻入との間に明らかな連続性があったと言われる（**中谷・217頁**）。こうした法整備の進展の背景には、「お家騒動」として有名な「相馬事件」＊の影響があったと指摘されている。

私宅監置を法的に根拠づけた精神病者監護法については、同法に「示された国の精神病者観は精神病者は社会から隔離、監禁しなければならない凶暴な存在と見做す」ものであったと言われる（**秋元b・27頁**）。また、それは、当時のコレラ対策などと同じように、富国強兵政策と殖産興業政策の推進のもとで、「切り捨て隔離は、急性伝染病だけではなく、精神病者に対しても私宅監置という形で行われた」とする否定的な評価が示されていること（**野村・8頁**）に注意しなければならない。

しかし、その一方では、私宅監置に法的根拠を与えたために、次第に、患者の収容施設を整備拡充する必要性が現実的課題として認識されることになった。そうした動きを受けて、１９１９年には、精神病（者）に対する行政の責任を明らかにする観点から「精神病院法」（大正8年法律25号）が制定された（**赤倉a**・1頁以下、**赤倉b**・51頁以下）。この法律によって、公立精神病院の設置が義務づけられ（1条）、精神医療における入院医療への道筋が正式に定まったのである。また、精神病院の設置と法制度の整備にともない、１９０２年には、現在の「日本精神神経学会」＊＊（以下、「学会」という）の前身である「日本神経学会」が設立され、精神医学界における学術交流の場が実現することになった。

精神病院法によって公立精神病院に入院させるべき精神病者とされたのは、精神病者監護法によって市区町村長が監護すべき者、罪を犯した者で特に危険がある者、療養の方法のない者であった（2条）。しかし、主として国の財政難等の理由で公立精神病院の建設は大幅に遅れ、第2次大戦終結時までに設置された病院は、１９２５年の「県立鹿児島病院分院」（現在の鹿児島県立姶良病院）、１９２６年の「大阪府立中宮病院」（現在の大阪精神医療センター）、１９２９年の「神奈川芹香院」（現在の神奈川県立精神医療センター）、１９３１年の「福岡県立筑紫保養院」（現在の福岡県立精神医療センター太宰府病院）、１９３２年の「愛知県立精神病院」（現在の愛知県精神医療センター）の5施設にとどまった（**精神行政・6頁**）。その一方で、代用精神病院（6条）として指定された私立精神病院が増加していった。しかし、患者の医療と保護を目的とする公立・代用精神病院への収容化が進むなかでも、実際には、従来のような私宅監置（在野での精神病者対応）も依然として残存していた（**呉／樫田**）。

以上のような精神医療法制の動きのもとで、精神外科手術は、1940年代から徐々に、精神病院を中心とする医療現場に導入されていくことになるのである。

＊旧相馬中村藩の次期当主の相馬誠胤が精神分裂病を疑われる精神疾患（確定診断はされていない）の兆候を示し、後に症状が悪化したことから、1879年に父親らが宮内省に自宅での監禁を申し入れて座敷牢に監禁した後、設置後間もない東京府癲狂院に入院させ、13年間にわたって身柄が拘束されたという事件である。1883年に、旧藩士の錦織剛清が、主君の病状が周囲によるでっち上げであるとの疑いを持ち、家族らによる不当監禁であるとして家令（旧家老職で文豪志賀直也の父）らの関係者を告発したことで事件が顕在化した。その後、誠胤の死亡（1892年）原因についても毒殺の疑惑が浮上するなど、10年以上にわたって世間を騒がせた事件である。当時は精神病の診断が未熟なこともあって、東大教授の榊をはじめとする著名な医師ら

の診断結果がさまざまに異なり、混乱に一層の拍車がかけられた。まさに、精神医学の夜明けを象徴する出来事であったと言えよう。

＊＊1902年に、東京帝国大学精神病理学講座主任教授の呉秀三と同第一内科学講座主任教授の三浦謹之助（1864年〜1950年）を中心（主幹）として、日本神経学会（日本聯合医学会科）が創設され、学会誌『神経学雑誌』を発行した。1935年に、学会名を「日本精神神経学会」に改め、会誌名を『精神神経学雑誌』に改称した。その後、1944年に主幹制を廃止して、理事会・理事長体制となり、1946年に社団法人となった。日本における精神医学関係の専門家集団として最大の組織である。1969年の金沢学会において、理事会主導の学会運営をめぐる問題が一気に噴出したことを契機として、評議員会が理事会を不信任するとともに、総会が評議員会の解散勧告を決議して、組織の刷新が図られた（後述）。2013年に公益社団法人となり、現在に至っている。

発足時の主幹制から新体制が実現する1969年まで、内村祐之（1944年12月23日〜1960年4月19日）、秋元波留夫（1960年4月19日〜1967年4月4日）、臺弘（1967年4月4日〜1969年5月20日）の歴代理事長は、東大精神医学講座の主任教授が兼任していた。東大精神科と松沢病院に学会を加えた「三位一体」とも言える緊密な関係は、学会の理事会体制が刷新されるまでの長きにわたって、日本の精神医学界と精神医療現場に完全に浸透していたのである（**シンポジウム・9**３４頁以下の年表［富田］参照）。

精神衛生法の制定とその後の動き

日本の本格的な精神医療法制は、１９５０年の「精神衛生法」（昭和25年法律１２３号）の制定に始まる（制定時の逐条解説として、**村中**参照）。そして、その前後から、ロボトミーを中心とする精神外科手術が日本の精神医療現場に徐々に定着していくことになる。

精神衛生法は、精神病者監護法と精神病院法を統廃合したうえで、精神障害者の医療・保護・発生の予防を手段として、「国民の精神的健康の保持及び向上を図る」目的の「医療法」として制定された（1条）。その主な内容は、①都道府県に精神病院の設置を義務づけ（4条）、②精神障害者の定義を「精神病者」から「精神薄弱者及び精神病質者」に拡張し（3条）、③長期の拘束を要する精神障害者の収容場所を法定の精神病院または精神科病室等に限定して、私宅監置制度を完全に廃止し（48条）、

④精神病予防等への取り組みに向けた精神衛生相談所の設置と訪問指導の導入（7条、42条）、⑤精神保健行政の推進に向けた精神衛生審議会の設置（13条以下）、⑥精神衛生鑑定医制度の導入（18条）など、患者に対する人権侵害（身体や自由の不当な拘束）の防止を積極的に図ったことにある。

特に、私宅監置制度を完全に廃止した点は、精神障害者の不当な身体拘束（監禁）を明示的に否定した点で大きな進歩であった。しかし、その一方で、⑦精神病者監護法以来の「監護義務者」を「保護義務者」に名称変更して、従前と同じ内容の保護義務制度を存置するとともに（20条）、患者の同意を前提（必要）としない強制入院制度として、⑧知事による入院措置（措置入院［29条］）と保護拘束（43条以下）、⑨保護義務者の同意による入院（同意入院［33条］）と仮入院（34条）、を新設した。特に、措置入院制度と同意入院制度の新設は、廃止された私宅監置に代わる公的対応として重要であると同時に、ロボトミーの温床になりうるものであった。

その後、ロボトミーがすでに定着していた１９５４年に、「精神障害者」に当たらない覚醒剤の慢性中毒者を適用対象に取り込む改正（昭和29年法律１７７号）が行われ、ロボトミーが衰退しつつあった１９６５年には、前年に発生した「ライシャワー事件」＊を契機として精神衛生法が大幅に改正された（昭和40年法律１３９号）。その主な内容は、改正前と同じ目的（1条）のもとに、①精神保健行政の第一線機関である保健所の位置づけと精神衛生相談員の配置（42条）、精神衛生センターの設置（7条）、②在宅精神障害者の訪問指導と相談事業の強化（43条）、③通院（在宅）医療推進に向けた通院医療公費負担制度の導入（32条以下）、④措置入院制度に関する手続上の改善（警察官等による通報制度と届出制度の強化［24条以下］）、⑤措置入院の解除規定の整備（29条の4以下）、⑥保護拘束制度の廃止、⑦守秘義務規定等の整備（50条の2）など、全体として患者の人権に配慮したものであった。しかし、その一方で、保護義務者制度と同意入院については、それまでの対応に特段の変更が加えられることはなかった。

＊1964年3月、精神分裂病に罹患した少年が駐日アメリカ大使のライシャワー（Edwin Oldfather Reischauer：任期は1961年～1966年）を刺傷した事件で、国務大臣（国家公安委員長）の引責辞任にともない、警察庁は、「精神障害者の収容体制の強化」と「在宅患者の早期発見と管理」を骨子とする治安（保安）的色彩の強い法改正を厚生省（当時）に強く申し入れた。他方、学会の精神衛生法特別委員会は、精神病院の改革を視野に入れた反収容的な医療的色彩の濃い改正案を策定して、治安

対策的な条項の導入には絶対に反対するという立場を明らかにした。最終的に実現した１９６５年改正は、学会の主張と立場に配慮して成立し、保安的観点は後退したものであった。ただ、精神医療法制における「社会の治安・保安」と「患者の人権」という対立軸は、その後も調和しがたいものとして、現在に至るまで解消されることなく続いている。

福祉的観点重視への大転換と現場の風土

精神衛生法が精神障害者の人権を重視する方向で改正されたにもかかわらず、精神病院での入院患者に対する不祥事は少なからず発生しており＊、それらが、ロボトミーが安易に行われる背景事情を形成していた。その後、ロボトミーが現場からすでに姿を消していた１９８４年に「宇都宮病院事件」＊＊が発覚し、精神衛生法の抜本的改正の必要性が叫ばれることになった。社会に発覚した殴打死亡事件を契機として、日本の精神医療制度とその運用に対して国際的な批判が湧き起こり、１９８５年には、ＩＣＨＰ（国際保健専門職委員会）とＪＣＪ（国際法律家委員会）による合同調査団が、精神衛生法の抜本的改正と精神医療サーヴィスの大きな改善を勧告するという深刻な事態にまで発展した（International Commission of Jurists, Human Rights and Mental Patient in japan. **精神医療、戸塚**・１２６頁以下、**久保田**・１３１頁以下、参照）。ロボトミーがすでに精神医療現場から姿を消していた時期にこのような不祥事が発覚したことは、精神病院における人権侵害がロボトミーに限らなかったことを如実に示すものである。

宇都宮病院事件を契機として、精神衛生法は、精神病患者の人権擁護と保護的対応の強化に向けた改正が続いた。１９８７年には、「精神衛生法等の一部を改正する法律」（昭和62年法律98号）により、法律名が「精神保健法」に改められ、その名称が示すように、（入院）患者の保護と保健を正面に掲げて、患者の人権保障の実現を目指すものであった。主な内容は、①患者自身の同意による任意入院制度の導入（22条の２）と入院時の書面による権利等の告知制度の創設（22条の３）、②精神衛生鑑定医制度から「精神保健指定医」制度への変更（18条以下）、③入院の必要性や処遇の妥当性を判断する精神医療審査会の創設（17条の２以下）、④精神科救急に対応する応急入院制度の導入（33条の４）、⑤精神病院に対する厚生大臣等の報告徴収・改善命令関連規定の整備（38条の６以下）、⑥退院後の社会復帰に向けた規定の整備（９条以下）など、多岐にわたっている。この改正にともない、法律学と精神医学との連携を目的として「法と精神医療学会」が設立され（１９８７年）、法的観点から精神医療制度にアプローチすることも本格化した。しかし、その一方では、同意入院が「医療保護入院」に名称変更されたものの（33条）、内容は従前の同意入院と同じで、保護義務者制度も維持された（20条以下）。また、措置入院制度の基本構造も改正されなかった。これらの点で、精神外科手術の定着を促進した背景事情（強制入院制度の存在と内容）は依然として変わらなかったのである。

その後、１９９３年の改正で（平成5年法律74号）、保護義務者を「保護者」に名称変更し（20条）、患者の人権保障関連規定の一層の拡充が図られた。それと並行して、「障害者基本法」（心身障害者対策基本法の一部を改正する法律［平成５年法律94号］）が制定され、身体障害（者）と精神障害（者）に共通の基本方針と政策のあり方が明示された。また、１９９５年には、福祉的な観点をより強調した「精神保健福祉法」（精神保健及び精神障害者福祉に関する法律［平成7年法律第94号］）が成立した。その中心は、①障害者基本法と連携した、精神障害者の社会復帰等のための保健福祉施策の充実、②より良い精神医療の確保等、③公費負担医療における公費優先の見直し（保険優先化）であった。その後も一連の改正が行われて現在に至っているが、特に「障害者の権利に関する条約」（２００６年12月国連総会採択）の批准（２０１

3年12月）にもとづく一連の障害者制度改革の一環として、２０１３年の改正（平成25年法律47号）は、精神障害者の人権保障の確立と権利擁護の一層の拡充を実現するものである。しかし、精神外科手術の温床であった強制入院制度については、残念ながら、抜本的改正が行われることなく現在に至っている（**丸山g・57頁以下**）。

以上のように、精神障害（者）に関する基本法として成立した精神衛生法は、その後の70年あまりを通じて、患者の人権の保護と擁護に向けて改正を重ねてきた。そのこと自体は、高い評価に値する。しかし、そうした動きのもとでも、入院患者に対する虐待を中心とした精神病院の不祥事は頻発し続け＊＊＊、罰則の整備などの法的対応が充実していく一方で、精神医療現場の管理・運営面での問題は依然として解消されていない（**国際法律家**参照）。望ましい方向（精神病患者の人権擁護の観点）での法制度の改革も、精神外科手術を促進した背景事情の解消を実現するまでには至っていないのである。ロボトミー手術と同じ内容や程度の問題は見られなくはなったが、精神医療現場での対応が望ましい方向に進んでいるとは到底言い難い。こうした精神医療現場の「風土」が変わらない限り、ロボトミーに類似した人権侵害が起こる可能性は否定できない。そこで、次に、以上のような精神医療法制のもとで、ロボトミーがどのように誕生し、現場に定着していったかを確認していくことにする。

＊有名な事例としては、新潟精神病院におけるツツガムシ病感染の人体実験（１９５７年）、大阪府の栗岡病院における院長による患者の撲殺（１９６８年）、愛知県の守山十全病院における不当なロボトミー手術（１９６８年・１９６９年）、大阪府の安田病院における看護職員による患者の撲殺（１９６９年）、北海道の北全病院における不当なロボトミー手術（１９７３年）、大阪府の大和川病院における看護職員の暴行による患者の死亡（１９８０年）がある。これらのうち、ロボトミー手術が直接的な争点として争われた守山十全病院事件と北全病院事件については、第3章で個別に紹介し、検討する。

＊＊栃木県に所在する報徳会宇都宮病院において、入院患者が看護職員に殴打された後に死亡したことを端緒として、病院での無資格診療や患者の過剰収容、不正経理（患者からの預かり金の流用）などの一連の不祥事が次々に発覚した事案である。同病院では、１９８1年から3年間にわたって２２２名の患者が死亡していたが、殴打死亡事件が社会に知られるまでは、そうした事実は病院内で完全に秘匿されていた。

＊＊＊職員による着服や横領、病院による不正請求、火災事故、自殺などの事案を別にして、患者の身体を直接的に侵害する比較的最近の主な虐待事案に限っても、患

者の人権擁護を目的とする法改正が実現した後にも多くの不祥事や事件が報告されている。宇都宮病院事件以後の主なものとして、高知県の山本病院における職員による暴行死（１９９７年）、大阪府の大和川病院における職員による暴行死（１９９７年）、鹿児島県の奄美病院における職員による暴行（１９９８年）、東京都の宝喜クリニックにおける拘束中の患者の窒息死（２００１年）、大阪府の真城病院における看護職員による暴行（２００１年）、和歌山県の和歌浦病院における看護助手による暴行死（２００２年）、山梨県の三生会病院における電気ショック療法による心臓疾患患者の死亡（２００３年）、埼玉県の埼玉江南病院における准看護師による傷害（２００６年）、千葉県の国立国府台病院における暴行（２００６年）、東京都の東京クリニックにおける院長による傷害（２００７年）、群馬県の武蔵野病院における看護師による傷害致死（２００７年）、千葉県のしのだの森ホスピタルにおける看護師による傷害（２００８年）、大阪府のさわ病院における看護師による逮捕監禁致死（２０１２年）、群馬県の西毛病院における看護助手による傷害致死（２０１３年）、宮城県の光ヶ丘保養園における拘束時の出血性ショック死（２０１３年）、東京都の松沢病院における看護師による暴行（２０１４年）など、枚挙に暇がないほどである。

2　日本へのロボトミーの導入

日本に悪魔を招き入れた中田瑞穂

日本で最初の精神外科手術を行ったのは、新潟医科大学（新潟大学医学部の前身）の外科学教授（脳神経外科専攻）の中田瑞穂（１８９３年〜１９７５年）である（中田については、**栩島**・67頁以下）。中田による手術は、第1例目が１９３８年11月であったとするのが定説になっているが、１９４２年であったとする文献もあり（**岡田編**・２１５頁［吉岡真司］）、必ずしも確定はしていない。その理由は、脳外科の大家であった中田の脳手術について、一般の脳外科手術と精神外科手術との区別が判然としないからであろう。最初の施術が１９３８年のことであったとするならば、それは、モニスがはじめて精神外科手術を行ったわずか3年後のことである。特に、医療法としての精神衛生法が制定される12年も前のことであり、精神病院法のもとで行われたものであった。また、最初の手術が１９４２年であったとしても、中田が日本で最初の精神外科手術を行った人物であることに疑いはない。なお、この時期は、1937年7月7日に勃発した盧溝橋事件を契機として日本が太平洋戦争へと突き進んでいく時期であり、日本全体が暗雲にふさがれつつある閉塞した時代でもあった。

島根県津和野市に生まれた中田は、1917年に東京帝国大学医科大学を卒業した後に同大助手を経て、1922年に新潟医科大学助教授に就任（同附属医院外科医長に併任）し、その後の1927年には早くも教授に昇進している。1924年から3年間にわたるヨーロッパ留学中に外科学を研究して、教授に昇進した後から脳手術に着手し、止血法の開発や脳腫瘍剔出術を実施するようになった。その後、1935年から翌年にかけてアメリカで在外研究に従事し、脳神経外科学の大家であったクッシング（Harvey W. Cushing）とダンディ（Walter E. Dandy）のもとで研鑽を積んだ。ダンディは、1930年に両側前頭葉切除術を行った最初の人物とも言われているが、確認することはできない。中田は、1948年から日本外科学会会長を務め、1952年以降は新潟大学医学部第2外科学講座（現在の脳神経外科教室）の教授として活躍するなど、わが国における脳神経外科学の権威であり、その数々の功績から「日本脳外科の父」と呼ばれている。

中田は、大学の同僚であった精神科医の中村隆治教授（精神病学教室）の示唆のもとに、１９３９年1月、モニス式手術（ロイコトミー）を追試する（精神外科手術の検証）という研究目的のもとでロベクトミー（前頭葉切除）手術を行い、学会で報告している（**中田（瑞）**・５８５頁以下）。文献で確認できる限りでは、おそらくこの時点が、中田が精神外科手術に着手した最初だと言ってよいように思われる。モニス式の検証という研究目的を重視していた中田は、真正癲癇患者13人に対してロベクトミー手術を行い、その結果として、今後に解明ないしは改善すべき点は多く残されているとの留保をしながらも、発作の消失等といった有益な効果が認められることを根拠に、脳腫瘍手術と比べて「忍びがたい不利益」をもたらすような手術ではないと結論づけていた。この結果をもって、モニス式が検証されたことになる。中田の報告は、第39回日本精神神経学会総会の宿題報告として行われたものであり、そのことは、すでに日本の精神医学界が精神外科に大きな関心を持っていたことを示す事実でもあった。中田と時を同じくして、同じ新潟医科大学で行われた前頭葉切除例の組織的所見も報告されている（**小沢（信）**・４３０頁）。

中田に続いたロベクトミー手術

当初、中田は、ロボトミーよりも確実で侵襲性が低いとの認識でロベクトミー手術を選択していた。そのことは、当初の中田がフリーマン流よりはモニス流の手術方法に親近感を持っていたことを推測させるものである。また、脳外科を専門とする中田が精神科を専門とする中村と連携を持っていたことは、モニスとリマ（外科医）およびフリーマンとワッツ（脳神経外科医）との共同関係に見られたように、日本の初期の精神外科手術が脳外科手術の延長上にあったことを示している。ただ、すでに脳外科医としての業績も挙げていた中田の場合には、モニスやフリーマンの場合と異なり、手技などでの共同というよりは、切截箇所などについて中村のアドヴァイスを求めたものだと思われる。

その後においても、新潟医科大学における白質中心部の小切截（ロベクトミー）施術の症例において、危険性がないことと良好な結果（良い方向での人柄の激変）が得られたことが立て続けに報告されている（**中田（瑞）／田中・389頁以下、中田（瑞）／油木・753頁以下、中田（瑞）ほか・383頁以下**）。この時期、新潟医科大学を中心として実施された精神外科手術は、すでに、消極的ながらも肯定的な評価がされていたのである。そうした報告と同時期に公刊された中田の教科書（**中田（瑞）a**）の論調も、そのような評価を裏づける内容のものであった。また、中田（ら）と同様の結果は、九州大学のチームによる症例においても報告されていた（**疋田／福井**・７５４頁以下）。ただ、それらは、いずれも、モニスやフリーマンの場合と異なり、依然として、治療目的よりも研究目的を重視するものであった。

以上のような報告と時期を同じくして、中田の最初の実施例をも含めて、１９４１年２月までの真正癲癇を中心とする患者に対して新潟医科大学で行われたロベクトミー手術の詳細な症例報告（52例）が学会誌に登載されている（**板井**・２２５頁以下）。それによれば、52例の対象疾患は、真正癲癇43例、精神分裂５例、精神薄弱２例、外傷性脳瘢痕1例、前頭葉腫瘍1例であり、切除箇所は、前頭葉右側39例、左側９例、両側4例で、切除量は60ｇから80ｇ（平均で70ｇ）が中心であった（最大１１５ｇから最少17ｇの幅）。また、術後の状況の評価としては、一過性の上下肢不全や運動性失語が見られた以外に、知能検査で確認できるほどの障害はなく、性格の変化や前頭葉症候群のような変調も見られなかったとされている。その一方で、慢性精神分裂病のような内因性精神病における精神症状には効果がなかったとされている。

この報告の冒頭においては、治療目的よりも研究目的としての意義が特に強調されていた。このことは、日本の精神外科が、研究目的のもとで、実験的な性格のものとして始まったことを示す事実として注目される。大学（病院）を中心に導入が図られた精神外科は、当初、治療目的ということ以上に、研究を主目的として行われるものだったのである。また、フリーマンのロボトミーが精神分裂病患者を主な対象としていたのに対して、研究目的を重視した中田らのロベクトミーは、精神分裂病患者を特に意識したものではなかった。このような事情もあってか、中田の報告とそれに続く報告は、当時の精神医療現場や精神科医にはあまり注目されることがなかったようである。

ロボトミーへの転換

中田は、当初のうちこそはロベクトミー手術に好意的であったものの、次第に、想定される効果（術後に好ましい人格への劇的な変化を遂げること）との関係でロベクトミーに疑問を持つようになり、１９４２年以降は完全にロボトミー手術（前頭葉白質切截術）へと転向することになった。この事実から、中田は、「日本で最初のロボトミスト」と言われている。中田がロボトミーに転換した時期は、モニスが精神外科からすでに撤退していた一方で、フリーマンとワッツによる標準式ロボトミーがアメリカ精神医療現場に定着していた時期に当たっていた。したがって、そうしたアメリカの状況が中田に大きな影響を与え、ロボトミーへの転換につながったことは、容易に想像される。そして、中田がロボトミーに転換したことこそが、日本における前頭葉ロボトミーを中心とした、精神外科手術の急速な普及をもたらす契機になったと言われている（**中川（利）**・４頁、**浦田ほか**・４３９頁）。

中田による術式の転換を受けて、１９４２年1月以降に中田がロボトミー手術を行った29例（対象患者は分裂病、躁鬱病、癲癇性精神異常など）の両側前頭葉白質切截について、患者の属性と症例を詳細に紹介（9例は顔写真付き）したうえでの分析結果が報告されている（**油木**・２８６頁以下）。それによれば、29例（2例は経過観察中）のうち、治療的効果としては、①治癒の8例と軽快の6例（うち著効4例）に対して、無効が13例であり、②癲癇累積による病的性格改変、分裂病、神経質、躁鬱病の躁状態、強迫神経症に対しては著効が見られ、③先天性白痴と痴愚においては、精神機能に好影響は認められず、④興奮型の精神薄弱者においては、ロベクトミーとは異なって温和的ないしは減動的な効果がなく、⑤全体として、発作頓挫の効果は期待できないとされている。他方、術後の経過は総じて良好であるとされ（意識明瞭、熟睡、軽度の発熱からの回復、病的な身体反射の不存在、食欲増進と体重増加）、特に手術死が皆無であったことから、脳室に切り込むというような「間違いを起こさない限り」、ロボトミー手術は生命にも神経学的にも絶対に危険はないものとして肯定的に評価されている。こうした評価からすれば、ロボトミー手術は、直接的な治療効果までは認められないとしても、さほどの危険を伴うことがなく、患者の状態を改善するような間接的効果は期待できるということになる。

さらに、同じような時期に、消極的ながらも肯定的な結論を導く症例報告が続いて公表されている（**堀見／金子**・283頁以下［170例の報告］、**林／廣瀬**・303頁以下［100例弱の報告］、**金子（仁）**・319頁以下［100例の報告］）。しかし、死亡例がなかったことを根拠として「よほどの間違いを起こさない限りは問題がない」とする評価は、わずか29例の症例にもとづいた評価を一般化して断定的に言うもので、科学的な評価態度としては適切なものでない。後に言及する越賀報告の否定的な評価が（**越賀**・91頁以下）、10％程度の（油木の報告症例に当てはめれば2件ないし3件）の死亡例が見られた場合には、「よほどの間違いが起こった」ものとして評価する態度とは対照的である。29例という少数の症例報告で死亡例がなかったことを一般化し、ただちにロボトミー手術が危険でないと断定するのは適切でないと言わなければならない。

いずれにしても、以上のような症例報告が続いたことによって、当初は研究目的で大学（病院）に導入された精神外科は、徐々に、「精神病に対する直接的な治療効果はないにしても、患者の身体・精神状態の改善という利点はある」という副次的効果（寛解ないし緩解）の観点が強調されていくことになる。さらに、そうした認識は、次第に一般化していき、その後の精神医療現場（一般の精神病院）に深く浸透していくことになる。モニスやフリーマンに見られた副次的効果の強調は、その後の日本における精神外科手術を正当化する根拠になっていくのである。

3　日本におけるロボトミーの定着

大学（病院）から一般精神病院への普及

日本におけるロボトミーを中心とする精神外科の進展は、第２次大戦後のことであるが、その直接的な契機や経緯は必ずしも明らかでない。ただ、資料等の公刊物によって確認できるところでは、当初は新潟医科大学で実施されていたものが、1946年ないし1947年頃から少数の大学医学部とその関連病院で実施され始め、1950年ないし1951年には一般の精神病院にまで拡大されていったようである。たとえば、1947年には松沢病院、国府台病院、武蔵野病院、武蔵療養所でも行われるようになっており、1948年の第45回学会においては、いずれもロボトミー手術（前頭葉白質切截術）による松沢病院の37症例、国府台病院の57症例、櫻ケ丘保養院の4症例が、それぞれ報告されている（**廣瀬**・34頁以下、**加藤**（**正**）／**高臣**・35頁以下、**西尾**・36頁以下）。その結果、1946年から1949年までだけで、日本で3、000例以上の手術が行われていたと指摘されている（**上村**・290頁以下）。おそらくは、東大精神科と松沢病院との関係に見られたような、大学医局と病院との間で活発な人事交流があったことが、一般の精神病院におけるロボトミー手術の普及を促進する要因であったと思われる。また、一般の精神病院における普及にともなって、学会での症例報告も、1948年から急速に増えていった。その結果、日本における精神外科は、1940年代末から1950年代初頭にかけて「全盛期」を迎えることになったのである。

こうした背景事情のもとで、1950年の第47回学会では、北海道大学の中川秀三助教授（後に札幌医科大学神経精神医学講座初代教授）が、精神外科に関する広範な調査にもとづく宿題報告として、英米を中心とする諸国の論文を紹介したうえで、１９４９年12月までに日本全国の28病院から収集した累計２、０００例に及ぶ実施例（対象患者の80％が精神分裂病）についての統計的観察の結果を報告し、翌年に公表している（**中川（秀）a**）。そこでの成績評価は、治癒約34％、軽快約24％、未治28％に対して、悪化１・６％、手術死亡例が３・１％であり、それまでの個別的な症例報告の評価に見られたのと同じように、全体として肯定的に評価できるとされていた（**中川（秀）**・２８１５頁以下、**廣瀬a**・６頁以下）。他方、そこにおいても、３・１％の死亡例は、依然として、否定的には評価されることはなかった。ただ、残念なことに、中川の調査以外には日本において大規模なロボトミー調査は行われておらず、中川の調査が最初で最後の大規模調査であった。

評価基準の緩和化

１９５０年代を迎えるまで、ロボトミーの治療的効果としての評価は、モニスやフリーマンも認めていたように、精神病（特に精神分裂病）の「治療法」としては肯定的ないしは積極的に評価されていなかった。患者の鎮静効果に着目することで後には肯定的な評価へと態度を変えた内村祐之も、東京大学教授・学会理事長・松沢病院長を兼任していた１９４８年の段階では、ロボトミーは「全体として、未だ試験期を脱して居らぬ治療法といふべきである」として、もっぱらその実験的性格に言及するにとどまっていた（**内村**・２０５頁）。「明らかな治療的効果は認められない」という否定的な評価は、ロボトミーを推進していた当時の精神科医も広く認めており、その後も基本的に変わることがなかった。

しかし、その一方で、中川の学会報告をはじめ、それまでの一連の症例報告で強調されていたように、狂暴性、暴力的行動、多動性、興奮といった患者の悪しき状態（広義の反社会的な行動・症状・状態）を鎮静化させる「最後の手段」でありうる点に着目して、消極的ではあるが肯定的な評価が徐々に一般化するようになっていく。こうして、ロボトミーの効果判定は、直接的な治療効果を離れて、広義の医療的処遇に関連する効用へと移行していった。たとえば、「日本最大のロボトミスト」と呼ばれる廣瀬貞雄も、当初はモニス流のロイコトミーの治療的効果に懐疑的であったが、後には、「精神外科の目的とするところは、脳髄の一部を切ることによって、病気によってゆがめられ変形固着した病的な精神状態をでき得る限り正常に戻し、あるいは性格の異常面を矯正して社会生活に適応できるようにすることであり」、したがって「精神外科の理想は、術後の合併症や好ましくない人格変化を最小限にとどめ、しかも病的な精神症状に対して最大の効果をもたらすということ」であると明言するようになっていた（**広瀬a**・４７５頁）。

このような認識は、次第に、ロボトミーに積極的・肯定的な研究者や現場の精神科医に共通したものになっていき、精神外科手術そのものの正当化根拠として一般化することになっていく。さらに、その後、患者に対する鎮静効果の強調は、患者本人との関係を離れて、病院の安全や平穏の実現（保安）にまで拡張されていくことになる。こうして、最後の手段性は、さらに希薄化された副次的効果の観点へと移っていった。映画『カッコーの巣の上で』で描かれた精神病院の状況は、日本でも一般化することになったのである。

悪魔に手を貸した廣瀬貞雄

当初は研究を目的（モニスによるロイコトミー手術の追試）として新潟医科大学で着手された精神外科手術を、わが国の精神医療現場に定着させた最大の功労者（立役者）は、都立松沢病院に在籍していた（後に日本医科大学精神医学教室主任教授）廣瀬貞雄（1918年～2007年）であり、「日本最大のロボトミスト」と呼ばれている（廣瀬の詳細については、**日本医科・**9頁以下、**廣瀬**e、**撥島・**72頁以下、参照）。1950年時点の中川報告が取り上げた2、000症例のうち、230余例は廣瀬が松沢病院で執刀した症例であった。廣瀬は、1972年に精神外科手術を止めるまでに、フリーマン／ワッツ標準式を中心としたロボトミー400例と、アメリカのスコヴィル（William B・Scoville：1906年～1984年）が提唱した3種類のアンダーカッティング法から示唆を得て、自身が独自に開発したアンダーカッティング＊を123例実施し、その症例報告を精力的に行ったのである。

1918年に大阪で誕生した廣瀬は、物心がつく前に、産婦人科の開業医の養子になった。養父は、日本産科婦人科学会理事や母性保護医協会会長などの重職を歴任する一方で、大阪医科大学（大阪大学医学部の前身）で教鞭を執った人物であった。廣瀬は、1938年に東京帝国大学医学部に入学した後、第2次大戦の開戦にともなって半年の繰り上げ卒業となり（1941年12月）、ただちに東大精神医学教室の副手となった。1942年1月に海軍軍医中尉に任官し、大尉に昇進した（1943年11月）後にトラック島（父島）で終戦を迎えた。1946年3月に東京に復員した廣瀬は、ただちに東大精神医学教室に復帰した。軍医時代に多くの外科手術を経験し、そこでの経験が精神外科手術を行う基盤になったことを自身が回想している。1946年7月に、東大精神医学教室の事実上の臨床施設であった都立松沢病院に医員として派遣された。その時点では、ロボトミーを含む脳外科手術についても、中田瑞穂の教科書（**中田（瑞）a**）からすでに多くのことを学んでいたようである。

廣瀬は、半年間の準備期間を経た後の1947年6月に、松沢病院において、破瓜型精神分裂病と診断された34歳の男性患者に対して、90分間を要して第1例のロボトミー手術を行った。それに続いて、1947年秋の第1回東京都衛生局学会で20例（うち15例が精神分裂病患者が対象）の症例報告を行い、1948年4月に実施例を37例に追加した症例報告を日本精神神経学会で報告し、同年5月に新潟で開催された日本外科学会総会で追加報告を行ったと言われる（**椭島・75頁**）。5月の学会の終了後には、中田が中心となって日本脳・神経外科研究会＊＊が創設され、設立当初から廣瀬も参加することになった。

＊廣瀬の当初の術式は標準式ロボトミー（フリーマン／ワッツ式）が中心であったが、1949年1月以降は、眼窩前頭領域に切截を限定して、切截量を半分程度に抑

えられる改良型ロボトミーに移行して、フリーマンが最終的に採用してアメリカで流行した経眼窩式ロボトミーでは切截が十分でないとし、改良型の採用を強く推奨した。その後、脳・神経外科研究会や日本定位脳手術研究会に参加しながら、従来のロボトミーに代わる術式を模索して、１９５７年7月以降は、「廣瀬式眼窩下内側面皮質下白質切截（orbit-ventromedial undercutting（Hirose））」という術式に完全に切り替えることになった（**広瀬c**・グラフ）。

＊＊戦後、脳神経外科関連の学会を設立しようという機運が高まり、１９４８年5月に日本外科学会が、新潟大学教授の中田瑞穂を大会長として新潟で開催されたことを契機に、中田をはじめ、斉藤眞（名古屋大学）、荒木千里（京都大学）、清水健太郎（東京大学）の各教授と古沢清明（名古屋大学）、佐野圭司（東京大学）らの医局員を中心として、日本脳・神経外科研究会が結成され（5月3日）、翌日に第1回総会（設立総会）が新潟大学で開催された。その後、１９５２年に再び新潟で中田を大会長として開催された際に日本脳・神経外科学会と改称し、１９６５年の第24回大会からは日本脳神経外科学会となり現在に至っている。

日本最大のロボトミスト

廣瀬は、1951年の段階ですでに、1947年6月以降に松沢病院で標準式ロボトミー手術を実施した231例について、術後6カ月から3年を経過した者を追跡調査し、その結果を詳細に報告している。手術対象は、従来の内科的療法や精神的療法では治療的効果が認められなかった精神病、神経症、精神薄弱・精神病質を中心とする7歳から65歳の患者で、発病後1年から43年を経過した者であった。報告では、個々の患者について、氏名、年齢、術前の主症状、発病後の経過年数、術式、麻酔方法（全身ないし局所）、術後の観察期間、手術直後の状態、手術の結果、術後の転帰が詳細に記載されるとともに、相当数の患者については、顔写真の掲載と詳細な家族歴をはじめ、行動歴、病歴、診断名の記載が見られた。結論としては、限定的ではあるものの、精神分裂病（84例）については、「おとなしくなる」といった効果が顕著であったとしている。ただ、そのような結果は、幻覚・妄想や異常体験そのものが直接に消失した結果（直接的な治療効果）ではなく、それらの症状に関連する人格が「望ましい方向に変化した」ことによる間接的な結果（治療「的」効果）であると分析されている（**廣瀬b**）点は、注意しなければならない。廣瀬の報告においても、寛解ないしは緩解がロボトミーの成果として評価されていたのである。同様の肯定的な評価（望ましい方向への人格の変化）は、その後の報告でも見られる（**廣瀬c**・379頁以下）。

1951年の廣瀬報告については、内村祐之（元松沢病院長・東大教授・学会理事長）と林暲（松沢病院長）が、廣瀬報告の「序」（内村・1頁）および「跋」（林・2頁以下）において、効果をもたらすメカニズム（どのような病気に対して、どのような時期に、どのように実施すべきか）までは明らかになっていないとしながらも、患者の状態を鎮静化するロボトミー手術は「病院運営上に不可欠な手段」であるとの印象を率直に述べている。そうした指摘は、ロボトミーのもたらす利益が、患者本人との関係を離れて、病院運営との関係に転換していた事実を明らかにするものであった。当時の精神医学界の重鎮によるこのような指摘は、現場においてロボトミーを推進するのに大きな影響力があったと言えよう。こうした事情は、アメリカにおいて、フリーマンの実績に対するマイヤーやフルトンの肯定的評価に見られたのと同じものである。

また、1965年には、廣瀬式眼窩下内側面皮質下白質切截の採用（1957年）から1963年までに松沢病院（41例）と日本医科大学（36例）で施術した77例（精

料金受取人払郵便

新宿局承認

2523

差出有効期間
2025年3月
31日まで
（切手不要）

郵便はがき

160-8791

141

東京都新宿区新宿1－10－1

(株)文芸社

愛読者カード係 行

ふりがな お名前			明治　大正 昭和　平成　年生　歳	
ふりがな ご住所	□□□-□□□□			性別 男・女
お電話 番　号	（書籍ご注文の際に必要です）	ご職業		
E-mail				
ご購読雑誌(複数可)			ご購読新聞 新聞	

最近読んでおもしろかった本や今後、とりあげてほしいテーマをお教えください。

ご自分の研究成果や経験、お考え等を出版してみたいというお気持ちはありますか。

ある　ない　内容・テーマ(　　　　　　　　　　)

現在完成した作品をお持ちですか。

ある　ない　ジャンル・原稿量(　　　　　　　　　　)

書　名				
お買上 書　店	都道 府県	市区 郡	書店名	書店
			ご購入日	年　　月　　日

本書をどこでお知りになりましたか?

1.書店店頭　2.知人にすすめられて　3.インターネット(サイト名　　　　)

4.DMハガキ　5.広告、記事を見て(新聞、雑誌名　　　　)

上の質問に関連して、ご購入の決め手となったのは?

1.タイトル　2.著者　3.内容　4.カバーデザイン　5.帯

その他ご自由にお書きください。

(　　　　)

本書についてのご意見、ご感想をお聞かせください。

①内容について

②カバー、タイトル、帯について

弊社Webサイトからもご意見、ご感想をお寄せいただけます。

ご協力ありがとうございました。

※お寄せいただいたご意見、ご感想は新聞広告等で匿名にて使わせていただくことがあります。

※お客様の個人情報は、小社からの連絡のみに使用します。社外に提供することは一切ありません。

■書籍のご注文は、お近くの書店または、ブックサービス(0120-29-9625)、セブンネットショッピング(http://7net.omni7.jp/)にお申し込み下さい。

神分裂34例［うち非定型７例］、爆発性行動を伴う癲癇11例、鬱病４例、強迫性障害４例、爆発性精神病質８例など）の追跡調査の結果として、退院38例（就業33例、未就業５例）、入院継続31例（作業可能24例、作業不可能７例）、手術死なし、経過後死亡６例、不明２例であったことが報告されている。それに続いて、症状消失９例、良好22例、軽効29例、微効８例、不変１例で、悪化は見られなかったことを根拠に、全体として肯定的な評価が導かれている（**Hirose**・１１９４頁以下）。

以上から明らかなように、一連の廣瀬報告の手術対象患者は、主として、病院運営に困難をもたらす精神分裂病患者を念頭に置いたものであった（**広瀬d**・９７３頁以下）。この事実は、精神障害者全体に占める精神分裂病の患者数が相対的に多いことを別にしても、症状の軽減という患者の利益を名目として、病院運営上の利益こそが重視されていたことを如実に示している。そのため、患者本人の利益としては、もっぱら、より負担の少ない（less extensive）手術方法（術野、切除量）を求めるだけになっていた（**加藤（雄）**・７０７頁以下）。このように、ロボトミーが精神医療現場に定着した時期には、精神外科の是非や可否といった本来あるべき議論（筋論）はほとんど顧みられず、病院運営や管理といった実際的な有用性の面に重点が置かれ、全体として肯定的な評価が与えられていたのである。また、稀に見られた筋論においてすら、直接的な治療法としての効果は明確に否定されていたため、積極的な論点にはなりえなかった。これが、アメリカと同じように、日本の精神医療現場に定着したロボトミー手術（精神外科）の実態であった。

精神障害犯罪者への当然の拡張

患者の鎮静による病院運営上の利益（保安と秩序維持）という観点に着目するならば、ロボトミー手術は、精神病院の入院患者に限らず、刑事施設に収容されている処遇困難な精神障害者にも利用できることになる。いずれも、施設内の秩序を乱す存在である（精神疾患）という点では異なるところがないからである。むしろ、一般の精神障害者以上に暴力的な言動とその多発が想定される犯罪精神障害者を収容する刑事施設においては、精神病院以上に施設内の秩序の維持と保安の要請はより強いものがあると言ってもよい。

事実、廣瀬は、ロボトミーを「一種の矯正術と云える所もある」とする認識のもとに（**廣瀬b**・序2頁）、1948年3月から1963年6月までに都立松沢病院（57例）、日本医科大学病院（2例）、関東医療少年院（1例）で施術した精神障害犯罪者

60例（不起訴21例、起訴16例、受刑中６例、少年院収容中２例、前科歴のみ11例、少年院入所経験者４例）について、その後の追跡調査を行った結果を報告している。それによれば、死亡者９例と消息不明者９例を除いた42例のうち、12例（殺人４例、傷害５例、詐欺１例、恐喝１例、戦犯受刑者１例）において、反社会的で危険な状態にあった者が手術後に退院し、全員が就職して社会復帰に成功したとして、全体的に肯定的な評価が下されている（**廣瀬ｄ・１８６頁以下**）。また、廣瀬とは別に、八王子医療刑務所での４例と他施設の５例についても、ロボトミー手術が一応の成功を収めたとの肯定的な評価結果が報告されている（**久山・15頁**）。

こうした方向を進めるならば、責任能力が否定されるために犯罪が成立せず、刑罰の対象になりえない触法精神障害者（刑法39条１項）に対して、保安処分の一環としてロボトミーを活用する可能性も当然に浮上してくる。

保安処分としてのロボトミーの活用可能性

大陸法系のドイツ刑法を継受した日本の刑法は、問題となる行為に犯罪が成立するためには、構成要件該当性（個々の犯罪を規定する条文に当たること）、違法性（構成要件に該当する行為が社会的に許されないこと）、責任（構成要件に該当する違法な行為について行為者を社会的に非難できること）、のすべてを充足しなければならないとする。また、日本の刑事政策は、1882年施行の旧刑法（明治13年太政官布告36号）から1908年施行の現行刑法（明治40年4月24日法律第45号）を通じて、犯罪者については、刑罰以外の処遇方法を一切認めない態度（刑罰一元主義）を採っている。したがって、精神障害が原因となって、自己の行為の善悪を弁識（判断）し、弁識に従って適切な（犯罪でない）行動をする能力（責任能力）が害されている者（触法精神障害者）は、責任無能力（心神喪失）として刑罰の対象になりえず、極端な場合には社会内に放置される可能性を否定できないことになっていた。

こうした不都合を解消するため、刑法改正ノ綱領（１９２６年）は、刑罰以外の処遇方法として、保安処分を採用するための検討を要請した。それを受けた改正刑法仮案（1940年）、改正刑法準備草案（1961年）が、それぞれ保安処分の導入を提案した。精神障害犯罪者に対する廣瀬と久山の報告は、改正刑法準備草案の保安処分導入の提案が社会の関心を呼び、学会でもその是非が議論されていた時期に当たっていた。また、刑法学者のなかには、社会の安全を目的として触法精神障害者に精神外科手術を行うことの意義を認め、医師の丁寧な説明と患者の同意（インフォームド・コンセント）を条件として、特別法による強制的施術を認める者もあった（**植松**・１９６頁以下）。こうした動きを背景として、刑法の全面改正を意図した「改正刑法草案」が公表されることになり（１９７４［昭和49］年5月29日、法制審議会総会決定）、特に責任能力が否定される触法精神障害者について、「治療処分」という名称の保安処分の採用を提案したのである（１０１条1項1号、１０２条以下）。

そして、治療処分における処遇方法のひとつとして、精神外科手術の利用可能性が示された。また、その後の学会でロボトミーが完全に否定された時期にあっても、すべての精神外科の活用を否定する立場がある一方で、有害な副作用のある精神外科手術（ロボトミー等）を排除すれば足りるとの見解も見られた（**法務省**・１５５頁）。事実、草案審議段階の１９７２年の法務省「保安処分に関する構想」では、保安処分に付された「精神障害者」に対して、依然として、「ロボトミーを除く精神外科的療法」の実施の可能性が明記されていた。法務省は、ロボトミー手術だけを不適切な（許容されない）ものと見ていたのである。

その後、第４章で確認するように、学会が保安処分に絶対反対する方向へと舵を切ったこともあり、刑法の全面改正の議論は完全に頓挫し、現在に至るまで保安処分の採用は実現せず、「治療処分としての精神外科手術」の可能性も完全に否定された。

そのため、触法精神障害者の処遇をめぐる議論は、保安処分と別の方策を探ることになり、２００３年に「心神喪失者等医療観察法」（心神喪失等の状態で重大な他害行為を行った者の医療及び観察に関する法律［平成15年法律１１０号：２００５年施行］）が制定された。同法は、一定の重大な犯罪行為を行いながらも刑罰の対象になりえない触法精神障害者を、司法精神医学的な処遇の対象とするものである（内容の詳細については、**白木**ほか参照）。これによって、長年の懸案であった刑事政策上の問題はすでに解消されるとともに、ロボトミー手術は完全に否定されている。他方、ロボトミー類似の精神外科的な処遇方法（定位脳手術など）は、明示的に否定されているわけではない（**東**・１５５頁）。精神外科に類似した「悪魔」が登場してくる可能性も皆無とは言えないのである＊。

＊殺人罪などの重大犯罪（2条1項1号~5号）を犯し、心神喪失・耗弱で不起訴処分になった者、心神喪失で無罪判決を受けた者、心神耗弱による執行猶予判決が確定した者について（同2項）、検察官の申立てにもとづき（33条）、地方裁判所が厳格な審判手続によって（34条以下）、指定入院医療機関（公立）または指定通院機関での司法精神医学的処遇を決定する。ただ、処遇内容については、最終的には精神医学

的判断に委ねられており、そこでかつての精神外科と発想を同じくするような対応が選択される可能性は否定できない。

ロボトミーの後遺症状に対する評価：積極的推進派（肯定派）の立場

倫理的な観点を別にして、ロボトミー手術を肯定的に捉えるか、否定的に捉えるかの分かれ目は、その後遺症状・障害をどのように評価するかにかかっている。ロボトミーの後遺症状としては、これまでの多くの症例報告において、前頭葉機能を中心とした精神機能に及ぼす影響の大きいことが、ほぼ共通して認められてきている。具体的には、空間的ないしは時間的な生活圏の縮小と精神的エネルギー減少の結果として、欲動や情動における興奮性の減少、感情の動きの単純化や浅薄化、感受性の減弱、自我への関心の減弱、自発性や創意性の減弱、抑制の減弱、が報告されていた。その一方で、記憶や知識、さらには習慣的行動等の個々の知的機能は、さほど影響を受けないものとされてきた。倫理的観点を別にしたロボトミーの是非や可否の判断においては、こうした後遺症状をどの程度に重視し、どのように評価するかということが問題になる。

ロボトミー手術に起因する後遺症状の評価については、必ずしも確立した判断基準が存在しないようである。そうしたなかで、廣瀬等がロボトミーの効果判定に用いていたコネティカット・ロボトミー委員会の基準は、ひとつの指針として重視されていた（**𣘺島**・77頁以下）。それによれば、著効（全症状の消失［完全寛解］、社会的適応性の完全な回復、病前の水準での就職）、良好（主症状の消失、社会生活が可能、病前の水準に及ばないまでも仕事能力の十分な出現）、軽効（症状軽減、より良い病棟への変更、社会生活が可能、作業能力の復活、厳重な監視の不要）、微効（病棟への収容、作業能力の不変、症状のやや軽減、監視は必要であるが衝動行為・拒食・自殺などの危険はほとんど消失）、不変（病像に特記すべき変化なし）、増悪（術後の病状の進行による病像全体の悪化）が判定要素とされた。

もっとも、そうした判定においても、もっぱら患者の状態が重視され、精神疾患の直接的な治療法としての効果という観点は不問に付されていた。あるいは、直接的な治療効果を判定する尺度が困難で、患者の状態によって間接的な効果を判断する以外になかったのかもしれない。いずれにしても、日本の精神医療現場に定着したロボトミー手術も、モニスやフリーマンの場合と同様、直接的な治療効果の観点を捨象した（せざるを得ない）ものだったのである。そして、このような判定要素と判定方法を前提とする限りで、すでに見てきたように、ロボトミーを中心とする精神外科は患者の状況を改善する（好転させる）効果を持つ「最後の手段」として、積極推進派の論拠とされていたのである。

後遺症状に対する否定的評価：ロボトミー反対派（消極派）の立場

後遺症状・障害との関係で特に重要であり、注目すべきものは、越賀一雄による１９５３年段階での症例報告である。越賀は、京都大学精神医学教室で施術した患者（精神分裂病52例、精神薄弱４例、精神病質２例、癲癇性精神病２例、強迫神経症３例）について、術後６カ月以上３年以下を経過した63例を追跡観察したうえで、結論として、社会的寛解20・６％、家庭的寛解12・７％、軽快19・１％、病像不変34・９％、死亡12・７％を指摘し、妄想、独語、昏迷、苦悶、不機嫌、緊張病性興奮などには著効が認められる一方、行動緩慢、人生に対する真摯さや関心の消失、楽天的だが無気力や怠惰の傾向が見られたことを明らかにした。そして、そうした結果を総括して、「ロボトミーを安易に用いて、他の精神病の治療法、神経症の治療法による努力を惜しみ、濫りにメスを振うことは極めて危険なることであり、人間の運命に対する浅薄な見解であるとの謗をまぬがれることは出来ない」と結論づけたのである（**越賀**・91頁以下、105頁）。これは、ロボトミーが精神医療現場に定着しつつあった時期における唯一とも言える「明示的なロボトミー否定論」であった。

越賀の症例報告も、後遺症状全体（症状の内容・程度とその割合）との関係では、廣瀬をはじめとする積極的推進派による症例報告と大きく異ならなかった点に注意しなければならない。明示的否定論（越賀）と積極的推進派（廣瀬ら）との間で、同じような後遺症状に対する評価が正反対になったのは、効果判定に客観的な基準がなかっただけでなく、被術者にとって不利益な後遺症と、病院（施設）管理にとって利益な結果のどちらに重点を置くかによっても左右された。その意味で、ロボトミーによる効果は「人間性の低下」によるとの前提から、患者本人にとって、「精神障害による人格変化とロボトミーによる人格破壊はどちらがましか」という問題に帰着するという指摘は（**広瀬**／**西丸**・116頁［西丸四方］）、まさに、ロボトミーに対する評価の本質を衝いたものであった。その後、クロルプロマジンの登場を契機としてロボトミーが徐々に下火になっていく時期には、被術患者の後遺症状や予後に着目して消極的な（少なくとも積極的でない）態度を示す症例報告が次第に多くなっていったが（**水島**・1530頁以下、**小倉**・1757頁以下、**林ほか**・80頁以下、**横井ほか**・1

０２１頁以下、**シンポジアム**・５５９頁以下［野瀬清水］、**同**・５６２頁以下［宝積己矩子／井上正吾］）、越賀や西丸のような積極的な否定論が展開されるまでには至らなかった。

症例報告の評価として特に重要なのは、たとえ例外的な事象ではあるにしても、被術者の死亡（最悪の結果）をどのように評価するかということである。しかし、最も重大な障害で深刻なはずの手術（関連）死であっても、ロボトミーが精神医療現場で広く用いられていた時期には、越賀の症例報告を別として、正面から問題にされることはほとんどなかった。あるいは、被術者の死は仕方のないものと考えられていたのであろうか。

精神科医の傲慢な態度

すでに指摘したように、ロボトミーが現場で暗黙のうちに正当化されていた状況のもとで、ほとんどの症例報告においては、死亡例に対する真摯な検証が見られなかった。なかには、やむを得ない副次的結果であるかのような症例報告さえも見られる。こうした事実は、現在の感覚や常識からすれば、あまりにも衝撃的なものである。精神外科手術による直接的ないしは間接的な死亡率は、公的な調査がないため明らかではないが、フリーマンは3％程度であったとし、日本でも一般に2〜4％程度であったと見積もられている（**堀見／金子**・283頁以下）＊。ロボトミーそのものの評価に当たっては、このような死亡率をどのように考えるかが重要であり、やむを得ない副次的効果であるとすることは許されないはずである。

しかし、1938年から1955年までに新潟大学医学部脳神経外科で行われた59人の患者（興奮性または狂暴性を伴う精神分裂病13人、精神薄弱38人、癲癇7人、精神病質1人）に対する94件の手術の症例報告（**松尾**・1225頁以下）では、被術者の死亡結果を等閑視ないしは無視するかのような対応が如実にうかがわれる。そこでの術式は、ロボトミー22例、ロベクトミー17例、チングレトミー（帯回前部剔除）7例、レンズ状核・扁桃核・視床背内側核破壊術24例、併用3例で、精神分裂病4例、精神薄弱14例、癲癇4例に症状の消失または緩和が認められた一方で、術式の違いによる差は判定が困難なものとされていた。また、死亡が20例（全症例の21％）にのぼり（術後48時間以内の手術死6例、2カ月以内の早期死10例）、死因としては、手術時の脳損傷による中枢性障害4例、術後肺炎併発4例、ショック2例、脳膜炎2例、出血1例などが指摘されている。しかし、松尾報告の総括は、当初の検証目的である

「患者を温和にすること」との関係での肯定的な評価が示されているにとどまり、死亡例については特段の評価が見られない。

それどころか、「何等か脳の一部に手術的侵襲を加えたとえそれが知能の改善或は精神病の根本的な治癒をもたらすものでなくとも、多動性、興奮性、狂暴性を減弱せしめ得るならば、現状の社会情勢においては充分に許さるべきことでもあり、また家族社会ともに大きな不安から免れることが期待出来る」とさえ言い切っている。こうした表現は、患者の状態の緩和に役立つ以上は、例外的な死亡結果さえも止むを得ない不可避な副次的結果だと言わんばかりである。これは、12・7％の死亡例を重視してロボトミー手術を否定的に評価した越賀報告とあまりにも対照的である。さらに、松尾報告と同じような態度は、後にその研究成果が人体実験によるとして告発された臺弘の回顧録の全体を通じてうかがえる。

たしかに、ロボトミー手術と被術者の死亡との因果関係は、積極的に立証することはきわめて困難（不可能に近い）である（**臺**・３０５頁）。しかし、だからと言って、被術者の死が無視されてもよいことにはならない。手術関連死であることの可能性が明確に否定されていない症例に対するこうした態度は、０・１％程度とされるペニシリンによるショック死が大きな社会問題として扱われたのに比べて、あまりにも大きな落差がある。精神外科手術による直接的ないは間接的な死亡（が疑われる）事例の存在を無視するかのように扱う態度は、誤解を恐れずに言えば、患者の尊厳や人権に配慮しない精神科医の「傲慢」以外の何ものでもない。それは、あたかも、「悪魔に魅入られた」者の行動とでも言うべきものである。

さらに、死亡例の評価の是非は措いたうえで、ロボトミーの効果を本来の治療的効果ではなく患者の状態の鎮静と病院運営上の利益に求めるとしても、病院運営に特段の困難をもたらさない患者（幼児や小児など）に対する施術については、施設管理上の利点を根拠としてロボトミーを正当化することは困難である。それにもかかわらず、多くの症例報告に示されているように、病院運営に特段の困難をもたらさない患者を対象とする手術が日常的に行われていたことが指摘されている。このことは、直接的な治療効果の観点はもとより、患者の鎮静による病院運営の利益すら離れて、研究目的ないしは実験目的を重視したロボトミーが行われていたことを強く推察させる。事実、2、000件の症例に対する1950年の中川報告に関しては、幼児や小児を対象とする症例だけでなく、169件（施術全体の8％強）が人体実験的なもの（脳組織を用いた研究、心理研究、脳波、刺激実験）として実施された疑いのあることが指摘されている（**藤倉・218頁**）。この点にも、ロボトミーを積極的に推進した当時の精神科医の傲慢な（患者への配慮を欠いた）態度を看取することができる。

＊日本でロボトミー手術を受けた患者の総数は、確定的な数字としては報告されていないが、累計で3万人から12万程度になると推計され、精神外科手術が直接ないしは間接に影響した死亡者は1万人近くになると指摘する文献もある（**長谷川・94頁**）。この指摘を前提として、被術者数を最大の12万人で見積もれば、1万人というのは約8・3％の死亡率ということになる。ただ、世界最大のロボトミストであったフリーマンが約3％としていることからも、技術的に大差のない日本での精神外科手術による死亡者数は、最大で3、500人から4、000人程度が妥当な数字であると推定される。

等閑視され続けた患者の人権

精神医療現場におけるロボトミー手術は、死亡結果や後遺障害の軽視、さらには不必要な対象への拡張（実験的施術）だけでなく、手術対象者に対する扱いにおいても重大な人権侵害を疑わせるものであった。何よりも問題だったのは、第3章で扱う民事裁判例が明らかにし、さらには施術者自身の症例報告からもうかがわれるように、患者本人または代諾可能者（保護者など）の同意なしに行われた手術が稀ではなかったことである。それ以上に、事前の説明が全くなしに手術が行われた事例や、不十分な説明にもとづいて手術が行われた事例も報告されている。精神科医療に限らず、医療全般における説明と同意（インフォームド・コンセント）の重要性と必要性は、今日では全く当たり前のこととして承認されている。また、ロボトミー手術が頻繁に行われた時期においてさえ、事前説明と同意の必要性はニュルンベルク綱領の要件1がすでに明示していたところである。事実、精神科以外の医療現場では、当時においても、手術を行う前提としてインフォームド・コンセントは重要視されていた。それが、なぜ、精神医療現場のロボトミー手術では軽視ないしは無視されたのであろうか。そこには、精神医療現場における一般的な認識として、患者の人権への配慮を欠く悪しき風土があったことが感じられる。

　次に問題視すべきは、多くの症例報告において、対象患者の疾患だけでなく、被術者本人を特定し得る個人情報（性別、年齢、職業、家族構成など）が詳細に明らかにされ、患者の顔写真が公開されることも稀ではなかったことである。もちろん、これらの症例報告が精神疾患発症の遺伝的要因や環境的要因などを検討するものであれば、それらに関わる限りで、個人情報が共有されることには意味がある。しかし、ロボトミーの症例報告は、そのような性質のものではなかった。何よりも、顔写真や姓名のような情報は、精神疾患の遺伝的要因や環境的要因としてすらも不必要なものである。また、そうした症例報告の公表に際して、被術者本人または代諾者の同意を得ていなかったことも容易に想像される。こうした形での患者の情報公開は、あたかも、患者の情報さえもが医師の所有物であるかのように扱う対応である。たしかに、2003年に「個人情報の保護に関する法律」（平成15年法律57号）が制定されるまで、患者の個人情報（プライヴァシー）の保護に対する配慮はそれほど重視されていなかった。しかし、公表に際しての同意の点を別にしても、学術論文等において、内容にとって不必要な情報（顔写真を含む病気以外の属性）までが詳細に明らかにされるという事態は、精神外科手術が流行した当時（個人情報保護に対する配慮が希薄であった時期）においてさえ、身体疾患患者に対する症例報告ではありえなかった。この点でも、当時の日本の精神医療現場においては、精神障害（患）者の基本的人権を無視ないしは軽視する態度があったことが明らかである。

以上のような、患者の人権を軽視ないしは無視することが許される（黙認される）ほどに、精神医療現場というのは特殊な環境（風土）のものだったのだろうか。今日の感覚ないしは常識からすれば、およそ理解しがたい状況であったと言わなければならない。

4　日本における精神外科の問題性：本章のまとめ

本章においては、ロボトミーを中心とする精神外科手術について、前章で確認した欧米での展開を前提としたうえで、日本の精神医療現場における状況を見てきた。日本との関係で指摘しておくべきことは、１９５０年代中頃までの一時期（わずか20年程度の期間）において、精神外科が現場に広く定着していたにもかかわらず、その導入の是非や可否について積極的な議論（本来あるべき筋論）を経ることもなく、漫然と、直接的な治療を代替する最終手段として認められてきたことにある。この点は、欧米における状況と同じものであった。もっとも、現場において、実際にどの程度のロボトミー手術の実施例があったかは必ずしも明らかでない。現時点で把握できるのは、学会誌等に投稿されたり、公表された症例報告によるものに限られている。ただ、第47回学会における中川報告や廣瀬等による一連の症例報告、そしてそれらに対する有力な精神医学者や精神科医の反応を見る限りでは、特に積極的に実施していた医師や病院・施設には限りがあったとしても、当時の精神医療現場に広く普及し、一般化していたであろうことは容易に推測される。こうした状況は、フリーマンの例ほどに極端なものではなかったにしても、欧米でも一般に見られた傾向でもある。また、それが、精神障害（者）に対する直接的な治療効果がないことが明確に自覚されながら、患者の精神状態を緩和する「最後の手段」として、さらには施設の保安や秩序を維持する目的のもとに正当化されていた点は、アメリカの場合と共通している。こうして、ヨーロッパで誕生し、アメリカで爆発的な人気を博して来日した「悪魔」は、またたく間に日本の精神医療現場に浸透していったのである。

他方、死亡例に対して積極的な検証が見られなかったことも、日本におけるロボトミー手術に共通した特徴である。さらに、手術による後遺障害の有無や内容が相対的に軽視され、患者（被術者）の人権への配慮が見られなかったり、蔑ろにされていた点も大きな特徴である。そのため、より侵襲性の低い薬物（クロルプロマジン）療法が一般化した後ですら、当時の現場の医師の一部には、精神外科に対する「郷愁」とも言える対応が見られた（**広瀬・1341頁**）。そうした対応には、今さらながら、改めて驚きの念を禁じ得ない。

現代の感覚からすれば、導入の是非や可否を議論する筋論を経ることがない状況のもとで、ロボトミーが現場に広く普及していた事実は、何に支えられていたのであろうか。精神病院を中心とする閉鎖的な空間で行われていたロボトミーについては、当時の社会がその実態を探知することは、およそ不可能であった。当時のロボトミー手術の実態を知りうる立場にあったのは、現場の精神科医をはじめ、精神科医と精神医学者からなる専門家集団としての学会組織、そして精神医療を管轄する行政等に限られていた。

現場の精神科医の対応については本章ですでに明らかにしたので、次章においては、ロボトミーを推進するのに一役買っていたと思われる、国や学会の対応について検討することにしたい。

第3章　来日した「悪魔」を躍進させた背景事情

1　ロボトミー手術を助長した精神医療法制

日本の精神医療法制とロボトミー

ブルクハルトが精神外科の先駆けとなる脳手術を行った1888年当時の日本の精神障害者をめぐる状況は、精神（科）医療に関する法制度がいまだ確立しておらず、精神医学教育も緒についたばかりであった。その後、日本の精神医療法制も徐々に整備されていくことになるが（第2章参照）、モニスが世界で最初の精神外科手術（ロイコトミー）を実施した1935年当時、さらには中田瑞穂が日本で最初の精神外科手術（ロベクトミー）を実施した1938年当時の日本の精神医療は、1919年に制定された「精神病院法」のもとで運用されていた。精神病院法は、精神病（者）の扱いに対する公的責任を承認する観点から公立精神病院の設置を義務づけてはいたものの、国と地方自治体の財政基盤の脆弱さから公立病院の設置は遅々として進まず、代用精神病院として指定された私立精神病院が精神科医療の重要な役割を果たしていた。また、病院以外の場所に精神病者を収容する私宅監置が依然として法的に許容されていたため、当時の精神外科手術は、大学を中心とした限られた病院の現場で行われるだけにとどまっていた。

精神外科が大学病院以外を含めた精神医療現場に広く定着していくのは、「精神衛生法」が制定（1950年）されてから後のことである。その後、福祉的観点の強調から同法が「精神保健法」に改称された時点（1987年）では、精神外科手術は精神医療現場から完全に姿を消していた。ロボトミーを中心とする日本の精神外科手術は、初期の精神衛生法下での一時期（30年足らずの間）に行われたものだったのである。

第2章で明らかにしたように、ロボトミー手術においては、被術者自身ないしは代諾者の同意を得ずに実施された事例が多く見られた。なかには、本人が明示的に拒否しているにもかかわらず強制的に実施された事例のあったことも指摘されている。また、同意の前提となる事前説明が不十分な事例や、何らの説明もなく実施される事例も稀ではなかった。その意味では、当時すでに意識されつつあったインフォームド・コンセントに対する配慮を欠いた事例や、無視する事例が数多く存在していたと言ってよい。また、症例報告における病状以外の患者の属性への詳細な言及が見られ、さらには顔写真の公開など、不必要な個人情報が広く公表され、患者の人権や尊厳に対する配慮も不十分なものであった。

もっとも、精神障害患者に対する人権の軽視、さらには無視という事態は、当時の精神医療現場では広く日常的に見られたもので、ロボトミー手術の事案に限ったものではなかった。しかし、そうではあっても、当時の精神医療現場に見られた問題の本質が、ロボトミーをめぐる状況に象徴されていることは疑いがない。そうした問題状況は、ロボトミーが現場に定着していった時期の精神衛生法制のもとで、どのように醸成され、さらには助長されていったのであろうか。

精神衛生法の性格と基本的発想

戦後まもない時期に制定された精神衛生法は、日本の精神医療に関する基本法として成立した。それは、精神障害者の医療と保護および精神障害者の発生予防に努めることによって、「国民の精神的健康の保持及び向上を図る」ことを目的とする「医療法」として制定されたものである（1条参照）。こうした目的に着目すれば、精神衛生法は、精神障害者の保護に役立つ、まさに「精神障害者のために制定された法律」

であった。特に、私宅監置という旧来の悪弊を明示的に廃止した点は画期的であった。私宅監置が法律で廃止されたことで、精神障害者が医療的手当てを受けずに社会に放置されるという事態はなくなり、それまで放置されてきた精神障害者に公的医療の手が及ぶことになったからである。それこそは、医療法としての精神衛生法がめざしたことであり、高く評価することができる。しかし、その一方で、法の根底にある性格と基本的な発想との関係で、精神障害者にとって不利益な運用を可能にする法律でもあった。特に、措置入院と同意入院という2種類の強制入院制度を導入したことが、精神障害者に不利益な運用をもたらすことを可能にし、入院患者に対する精神外科手術の定着を助長したと言ってよい。

精神衛生法は、精神病者監護法と精神病院法を統廃合する形で成立した。したがって、それは、両法の基本的な性格を実質的に引き継いだものであり、「保安対策法」の性格としての面を持っていた（**広田**・5頁以下、**大谷**・3頁、**山下a**・13頁以下、**富井**・37頁）。そうした性格は、精神衛生法の提案理由の第1が、「苟しくも、正常な社会生活を破壊する危険のある精神障害者全般をその対象」として、「従来の狭義の精神病者だけでなく、精神薄弱者及び精神病質者を加えた」と説明されていたことに明らかである（第7回国会衆議院厚生委員会（昭和25年4月5日）議事録第22号1頁

[https://kokkai.ndl.go.jp/#/detail?minId=100714237X02519500405&current=535])。このように、制定当初の精神衛生法は、国民の精神的な健全さを追求するものであると同時に、社会の秩序維持という保安的観点をも重視するところから、精神障害者を精神病院に隔離するという性格を持っていたのである。

また、法律の名称が精神「衛生法」とされたところから明らかなように、それは、国民に精神的な「健全さ」を求めるものであった。そして、そこでの「健全さ」は、当時の欧米を中心に有力であった優生思想を根底としていた。精神衛生法をはじめとする当時の日本の立法政策は、そのような優生思想と符合していたのである（社会ダーウィニズム）。そのことは、精神衛生法に先行した１９４８年制定の旧優生保護法（昭和23年法律１５６号）の内容、さらにはその先駆けとなった１９４０年制定の旧国民優生法（昭和15年法律１０７号）の内容を見れば、ただちに明らかである。それらは、優生学的な観点から、精神障害を遺伝病と見なして、その患者（の子孫）を社会から排除する点で、精神障害者を強制的に病院に隔離することを正当化した精神衛生法と共通の認識を前提としていたのである。

旧国民優生法と旧優生保護法における精神障害者の排除

日本の法律で優生思想をはじめて明示した旧国民優生法3条1項は、次の「各号ノ一ニ該当スル疾患ニ罹レル者ハ其ノ子又ハ孫医学的経験上同一ノ疾患ニ罹ル虞特ニ著シキトキハ本法ニ依リ優生手術［断種または不妊手術＝引用者挿入］ヲ受クルコトヲ得」としたうえで、優生手術の対象として、遺伝性精神病（3条1項1号）、遺伝性精神薄弱（同2号）、強度かつ悪質な遺伝性病的性格（同3号）、強度かつ悪質な遺伝性身体疾患（同4号）、強度な遺伝性畸形（同5号）を列挙していた。なかでも1号から3号に規定された対象は、まさに、次世代における精神障害者の発生予防を目的として、精神疾患の排除に向けた国の積極的介入を認めるものであった（**土井**・130頁以下）。また、手術を「受クルコトヲ得」とする規定ぶりは、対象者の同意にもとづく任意的施術を想定させるが、強制的施術をも認める条文（16条）があったことに注意すべきである。ただ、16条の施行が猶予され、それが解除されなかったため、実際には16条にもとづく強制的施術の実施例はなかった。また、施行期間が短期であったため、任意的な優生手術例も538件にとどまっていた（**厚生省**・828頁以下）。優生手術の実施が少数であったことは、優生学的観点から排除の対象とされた精神障害者にとってせめてもの救いであった。しかし、国が精神障害（者）の発生を積極的に防止する法律を制定したという事実は決して忘れてはならない。

国民優生法の内容を実質的に引き継いだ旧優生保護法は、「優生上の見地から不良な子孫の出生を防止する」ことを目的の一部として（1条）、「本人又は配偶者が遺伝性精神変質症」である場合（3条1項1号）と「本人又は配偶者の4親等以内の血族関係にある者が、遺伝性精神病、遺伝性精神薄弱、遺伝性精神変質症、遺伝性病的性格、遺伝性身体疾患又は遺伝性奇形を有し、且つ、子孫にこれが遺伝する虞れのある」場合（同2号）に、本人の同意にもとづく合法的な優生手術（不妊手術）または人工妊娠中絶手術の実施を許容するものであった（10条、13条）。

さらに、「医師は、診断の結果、別表に掲げる疾患に罹っていることを確認した場合において、その者に対し、その疾患の遺伝を防止するため優生手術を行うことが公益上必要であると認めるときは、前条の同意を得なくとも、都道府県優生保護委員会に優生手術を行うことの適否に関する審査を申請することができる」として（4条）、強制的な優生手術がありうることを明記し、その対象として、遺伝性精神病（精神分裂病、躁鬱病、真正癲癇）、遺伝性精神薄弱（白痴、痴愚、魯鈍）、強度かつ悪質な遺伝性精神変質症（著しい性欲異常、兇悪な常習性犯罪者）、強度かつ悪質な遺伝性病的性格（分裂病質、循環病質、癲癇病質）を列挙していた（別表一～四）。精神衛生法の対象となる精神障害者が、旧優生保護法の強制的優生手術の対象とほとんど重なっていた点で、ふたつの法律には、精神障害者（の一部）を社会から積極的に排除するという共通性が見られたのである（**竹村**・653頁以下）。また、旧優生保護法においては、旧国民優生法の場合とは異なり、実際にも、決して少なくない数の強制的手術が実施されていたことが報告されている（**岡村**・15頁表2）。

しかし、優生思想を根拠とする法律や条文は、第2次大戦後に制定された日本国憲法（昭和22年）14条が明示する法の下の平等に明らかに反している。そのため、優生保護法は、あまりに遅きに失した感はあるものの、1996年にようやく、立法根拠を優生思想から母体保護思想に変更する大改正が行われ（平成8年法律105号）、「母体保護法」として現在に至っている。また、2019年には、「旧優生保護法に基づく優生手術等を受けた者に対する一時金の支給等に関する法律」が制定され（平成31年法律14号）、被害者救済に向けた動きもようやく緒についた。こうした事実は、改正前の「優生」保護法がいかに不適切な内容のものであったかを如実に示している。優生保護法を抜本的に改正した現在の母体保護法は、精神障害を理由とする優生手術を一切認めていない。もっとも、「妊娠の継続又は分娩が身体的又は経済的理由により母体の健康を著しく害するおそれ」の要件（母体14条1項1号）を緩やかに解釈する場合には、精神障害を実質的な理由とする優生手術を認める運用が不可能なわけでもない。その意味で、母体保護法への転換の最大の意義は、精神障害を理由とする強制的手術を排除したことにこそある。

強制入院制度導入の意味

精神衛生法の保安対策的な運用を直接的に可能にしたのは、都道府県知事の権限にもとづく措置入院制度の導入であった。もっとも、このような形態の強制入院制度は、アメリカやヨーロッパにおいても見られたものであり（**卜部・10頁**）、必ずしも日本の精神衛生法に特有のものであったわけではない。他方、日本に特有の強制入院の形態であると言われる同意入院（現在の医療保護入院）は、保護義務者の同意だけで強制入院を可能とするものであり、措置入院以上に精神障害者を社会から隔離する方向での運用を可能にするものであった。この点に、日本の精神医療の特色が見られる。

このように、精神衛生法は、患者の同意が前提となる通院医療と任意入院を基本としながら、患者の同意の有無と無関係に運用される「強制入院」に法的根拠を与えた点に大きな特徴がある。精神衛生法は、「生涯にわたって座敷牢に拘禁し続ける」というイメージで捉えられていた、日本の伝統的な精神障害者対応としての「私宅監置」を正式に廃止する一方で、新たに、「措置入院」と「同意入院」という2種類の強制入院（非任意的入院）制度を「正式」なものとして導入したのである。このような入院制度の整備に対処するため、公立精神病院の設置のほか、公立病院の代替施設としての私立病院を指定する制度が導入された。したがって、２つの強制入院制度の創設は、精神障害者（の一部）を社会から強制的に排除することに国家が「お墨付き」を与えたものであった。特に同意入院は、実質的には、精神病者の監禁場所が「私宅」から「病院」に変わったことを意味するだけであったとも言えよう。

そして、精神衛生法が導入した強制入院こそは、精神病院で行われる精神外科手術を助長する大きな要因であったことを否定できない。精神障害者を強制的に入院させられるのであれば、入院後の治療や処遇の内容と方法についても、患者や代諾者の同意までは必要でなく、強制的に行っても構わないとする発想が生まれるのは、容易に想定されるからである。また、そのような発想は、任意入院の患者についても容易に及んでいきうる。事実、精神病院内における患者の処遇内容の選択は、当然のことながら、精神科医の判断に委ねられていた。精神衛生法が創設した広範な強制入院制度こそは、日本の精神医療の大きな特徴であると同時に、精神外科手術をはじめとして、入院患者の保護や人権との関係で多くの問題をもたらす根源もであった（**丸山e**・29頁以下、**丸山f**・153頁以下）。

精神衛生法が福祉的観点から大改正される前、すなわちロボトミーが定着していた時期の精神病院の状況は、外部（社会）から探知することが不可能なものであり、まさに、ブラック・ボックス化していたと言ってよい。こうした状況こそが、専断的なロボトミーの実施に限らず、宇都宮病院事件をはじめとする一連の不祥事をもたらす根源であった。また、強制入院患者の数は経年的に入院患者全体の半数近くにのぼり、その大部分を同意入院が占めるという状態が続いていた。こうした入院患者の多さと入院割合の高さが、日本の精神医療の特徴として指摘されており（**大谷a**・132頁、**姜**・27頁以下）、ロボトミーの温床を形成していたと言えよう。

措置入院制度と同意入院制度

措置入院は、診察と保護を要請する一般人（限定がない）による保健所への申請、警察官による保健所への通報等、検察官による都道府県知事への通報、矯正保護施設の長による都道府県知事への通報のいずれかを前提として（23条〜26条）、都道府県知事が3年以上（運用上は5年以上）の実務経験を有する精神衛生鑑定医の診察を求めたうえで（27条・28条）、2人以上の精神衛生鑑定医による診察結果が一致して、①診察を受けた者が精神障害者、すなわち中毒性精神病者を含む精神病者、精神薄弱者、精神病質者であって（3条）、②医療と保護のために入院させなければ自傷または他害のおそれがあると認められる場合に、患者自身の保護（自傷の場合）または公益保護（他害の場合）の観点から、本人および関係者（保護者など）の同意がなくても、都道府県知事が都道府県設置の精神病院または指定病院に入院させるというものであり（29条）、原則として公費負担で行われるものであった（30条・31条）。

条文上は「入院させることができる」として任意的運用の体裁になっているが、入院措置は拘束力のある行政行為（羈束行為）であり、即時強制行為（行政上の義務を課すことなく、即時に私人の身体等に対して直接的に実力を行使して行政上の目的を達する行為）として運用される（**橋本**・117頁）。したがって、処分に不服のある者は、厚生大臣（当時）に対して訴願法（明治23年法律105号）による救済を申し立てなければならなかった（32条）。他害のおそれを根拠として社会からの隔離を認める措置入院は、1925年に制定され（大正14年法律46号）、1945年には廃止されていた旧治安維持法＊と共通の保安的な発想に立つものであった。しかし、旧治安維持法の廃止後も、精神衛生法の措置入院制度については、著名な憲法学者によって、感染症対策法制と同様の保安的機能が依然として強調されている（**中村**・９頁以下、**杉原**・２６７頁）。

他方、同意入院は、医師によって、①精神障害者であると診断され、②医療および保護のため入院の必要があると認められた者について、本人の同意や行政の許可がなくても、親族等の保護義務者が同意する場合に、精神病院の長（管理者）の判断で入院が認められるものであった（33条）。診察にあたる医師は、１人で足り、医師免許を有していれば、精神衛生鑑定医でなくてもよく、精神病院の長でも精神科医でなくてもよかった（東京高判昭和60年3月27日東高民時報36巻3号54頁など、**浅田**・１７４頁以下）。また、保護義務者は、後見人、配偶者、親権を行う者、扶養義務者で、原則としてこの順番に従い入院の同意ができるものとされた（20条）。さらに、保護義務者が存在しないか保護義務者全員が保護義務を履行できない場合は、入院対象患者の居住地（例外的に現在地）を管轄する市町村長が保護義務者になるとされていた（21条）。

このような内容の精神衛生法は、精神障害者の医療と保護および発生予防に努める目的の医療法（精神障害者の利益の観点）として制定されたにもかかわらず、強制入院制度を正式に認めたことで、精神障害者の隔離の要請という社会的風潮も相まって、保安対策法（治安立法）としての機能を発揮するものであった（**佐伯**・235頁、**町野b**・72頁、**平野**・52頁）。そして、そのような保安的観点の重視は、ロボトミー手術においても、被術者本人の治療の利益ということ以上に、社会や病院内の保安や秩序維持の偏重と容易につながることになる。そうした認識は、さらに、直接的な治療的効果（最大の利益）はないにしても、少なくとも対象者を大人しくさせる効果（最少の利益）はあるとして、ロボトミーを正当化することにつながる。精神衛生法下の精神医療現場で、精神外科手術が大きな抵抗もなく、「最後の手段」を根拠として日常的に用いられたのは、まさに、このような発想と事情が背景にあったからである。精神衛生法は、その後に数回に及ぶ改正を経て現在に至っているが、精神外科手術が現場から完全に姿を消した後も、精神外科を正当化し、さらには助長してきた強制入院制度の基本的な構造は、依然として変わってはいない。

＊旧治安維持法は、大日本帝国憲法（明治憲法〔明治23年〕）の根幹をなす天皇制（１条以下）にもとづく国体や私有財産制を危険にさらす人物や行為を社会から排除

することを目的とした露骨な保安立法であった。取締りの対象は、主として、国体の変革や私有財産制の否定を目的とする結社や運動であった。ただ、社会にとって危険な精神障害者（の一部）も、国体や私有財産を危殆化する「政治犯」のレッテルを貼られて排除の対象とされた。この法律は、第2次大戦後に制定された日本国憲法の基本原理（思想・信条の自由や表現の自由など）に抵触するものとして、１９４５年10月15日に廃止されている。

2　ロボトミーを助長した精神医療行政

措置入院に対する行政の態度

精神衛生法は、すでに見たように、精神障害者の保護を図る一方で、患者を強制的に入院させて隔離し、危険な患者から社会を保護する保安的性格を持つものでもあった。特に隔離と保安の機能については、立法過程における国会の議論だけではなく、当時の厚生省の通達や通知からも明らかなように、実際の医療行政の場面でも、そうした機能を実現する運用に強い期待が寄せられていた。昭和25年5月19日の「精神衛生法の施行について」（衛発第１１８号）４（１）の「知事による入院措置（措置入院）」は、「法第29条の規定による入院措置は、公安上必要とする強制的な措置であるので、同条2項に規定する２人以上の鑑定医の診察の結果の一致に基づくもの」とし、「公安上の必要性を根拠とする」ことから厳格な適用要件を規定していた。

また、昭和36年8月16日の「精神障害者措置入院及び同意入院取扱要領について」（衛発第６５９号）も、措置入院を含めた「すべての入院の目的は適切な医療によって患者の社会生活への適応性の恢復を図ることにある」とする一方で、措置入院が治安を目的とするものであることを当然視していた。さらに、昭和38年5月17日の「精神障害者措置入院制度の強化について」（衛発第３９３号）は、「行政措置の推進方について徹底を図られたい」として、それまでの行政のあり方を追認したうえで、より積極的な推進を要請するものとして発布された。しかし、こうした保安的観点を強調した運用が期待される一方で、措置入院患者の人権保障については、立法過程においてもほとんど議論されることがなかった。そのことは、第7回国会参議院厚生委員会（昭和25年4月5日）において、人権保障に関する議論が全く見られることがないままに全会一致で法案が採択された事実に明らかである（https://kokkai.ndl.go.jp/#/de

tail?minId=100714237X02519500405&current=535)。そうした事情は、行政の対応においても同様であり、遅まきながら患者の人権を行政が重視するようになるのは、精神病院における一連の人権侵害事案が顕在化してからのことである。昭和38年の通達は、昭和51年8月19日の衛発671号「精神障害者措置入院制度の適正な運用について」によって、ようやく廃止されている。

同意入院に対する行政の態度

こうした措置入院に対して、同意入院は、前掲昭和25年通達4（2）における「精神病院の長による入院（同意入院又は仮入院）」が、「精神病院の長は病覚なき障害者の医療保護のため、障害者本人の同意がなくても法第33条に規定する入院……の場合は義務者の同意を必要とし」とするように、措置入院に比べて相当に緩やかな要件のもとで認められる強制的な入院制度であった。これは、精神病者監護法における監護義務者の範囲と義務内容（1条）を引き継いだ保護義務者（精神衛生20条）について、同意入院患者の利益のために行動するはずであるという保護義務者像を前提として、同意入院が患者の利益を実現するための強制入院として構成されたからである。こうした認識から、同意入院は、パレンス・パトリエ（parens patriae）＊としての保護原理（パターナリズム）にもとづいて認められる強制入院制度と考えられた（**大谷**・３頁）。一般に、同意入院が「保護者の『代諾』」にもとづく任意入院であるかのように捉えられてきた所以でもある。

しかし、そのようにイメージされた同意入院も、患者の同意の有無は全く問題とされることなく、保護義務者の同意だけを要件とする強制入院であったことから、実際には、保護義務者の利益（患者の利益に反する場合も多い）のためだけに運用される場面が多く見られた（**丸山**ｆ・１５３頁以下参照）。患者の利益に機能するか否かは、もっぱら同意を与える保護義務者の動機によって左右され、患者を病院に閉じ込めるためだけに同意入院を利用することもできたのである。その意味で、同意入院の実際的な運用は、一般に想定されていた保護義務者（もっぱら患者の利益のために保護的に行動する人物）像とは正反対な、患者に不利益な結果（本人の意に反した「隔離」）をもたらすものとなることを回避できないものであった。

＊「人民の父」という意味のラテン語に由来する法律用語で、「国親思想」ともいう。本来的に保護を義務づけられている者による保護が十分でない状態に置かれてい

る者（子どもや障害者）に対して、国が「親に代わって」保護を与えてやるもので、自己決定（権）と対立的な概念である。特に、近世の少年法を支える哲学的原理として、歴史的に重視されてきた経緯がある。

強制入院制度とロボトミー

このような状況を見る限り、精神衛生法が導入した措置入院と同意入院は、程度の差こそあれ、また明治期に見られたままでの露骨さはないにしても、精神障害者を社会ないしは家族の視点から、「厄介な存在」と見る風土を容認ないし助長する面が強いものであった。それは、精神障害者を隔離する場所を単に私宅から病院へと変えただけのものであったと言ってもよい。誤解を恐れずに言えば、精神衛生法における強制入院制度は、それまで社会内に放置されていた社会的棄民としての精神障害者を、施設内に拘禁して放置すること（施設内棄民）を正当化するものだったとさえ言えよう（**町野**・41頁以下参照）。また、入院そのものが患者の意思と無関係に行われ、強制連行や睡眠薬の使用などを手段とする暴力的入院の事例すらも少なくなかったとされている（**山下**・3頁以下）。そうであれば、精神病院内での医療的処遇の内容も、そうした実態がある強制入院の延長上で、患者や代諾者の同意は必要でないとの対応（強制的処遇）に直結しやすかったと言えよう。このような事情は、ロボトミー手術が、被術者や保護者の意思とは無関係に、医師の裁量だけで行われえたことを意味する。また、ロボトミーの実施に際して、カルテが全く残されていなかった事例や、記載内容が不備である事例が存在したという事実も、このような脈絡のもとで容易に理解できるものである。

このように、ロボトミー手術は、まさに、当時の精神衛生法における医師の広範な裁量を前提とする風土と背景のもとで、精神科医の自覚的な反省もないままに（第２章参照）広く実施されることになったものである。そして、制定当初の精神衛生法の構造と運用は、意図的ないしは直接的ではなかったにしても、精神外科を現場に定着させる重要な役割を演じていたと言ってよい。

行政による精神外科の「お墨付き」

精神衛生法の構造とその運用は、精神外科を大学（病院）と一般の精神病院の臨床現場に定着させる背景事情であったが、それ以上に積極的な「お墨付き」を与えていたのは、当時の厚生省による行政の態度であった。ロボトミーが精神医療現場にすでに定着していた1957年に発出された「精神病の治療指針」（昭和32年3月20日保発第18号の2、厚生省保健局長・厚生省公衆衛生局長通達）は、国民皆保険体制が整備されたことに伴って、保険で認められる精神科の治療法として精神外科を明示していた。それは、「精神科医療の特殊療法」第5項で精神外科を正式に承認したうえで、対象疾患として、精神分裂病・躁うつ病・てんかん・精神病質・精神神経症・精神薄弱・器質的脳疾患後の性格異常を明示し、術式として、前部前頭葉白質切截術（標準式・眼窩脳切截式）・眼窩経由白質切截術・前頭葉切除術を記載していた。もっとも、この通達においては、手術適応対象の範囲が一定程度限定されており、特に「反社会的行動」への適応は、「効果が認められない」ことを理由に許容されてはいなかった。1957年時点では、明らかに、保安的理由による精神外科手術は効果がないものと認識されていたのである。

その後、1961年に治療指針が改正され、1957年通達では手術適応対象から除かれていた「反社会的行動」が、「手術の適応」対象として明示されることになった（昭和36年10月27日保発第73号「精神科の治療指針」各都道府県知事宛、厚生省保健局長通知）。1961年通知は、精神外科療法の急速な普及に伴う濫用の危険性に言及しながらも、精神外科を、「現在の特殊療法［電気ショック療法、インスリンショック療法＝筆者挿入］を十分に行っても、なおかつ所期の効果を得られない場合においてのみ、最後の手段として考えられるべきものである」ことを正面から認めたのである。このことは、1950年代の精神医療現場における一般的な認識（最終手段としての正当化）を行政が追認するものであった。

1961年通知が精神外科手術の対象疾患としたのは、精神分裂病（特に非定型的分裂病で長期頑固な症状を示すもの）、躁うつ病（躁病を対象外としたうえで、社会的適応性が持続的に障害されている躁うつ病は適応対象とする）、てんかん（不機嫌、刺激的、攻撃的な性格面を改善するのに有効）、精神病質（反社会的傾向の強い例が対象となりうる）、精神神経症（強迫神経症を対象外としたうえで、長年にわたる頑固な自覚的身体症状［ヒポコンドリー］を持つものに有効）、精神薄弱（精神薄弱にはあまり効果がなく、亢奮性白痴には効果がない）、進行麻痺熱療法後の幻覚妄想型、器質的脳疾患後の性格異常（脳炎後の性格異常のような反社会的行動の著しいもの）、その他（幻像肢、幻像疼痛・癌末期その他の頭痛における苦痛緩和）であった。これからも明らかなように、1961年通知は、精神分裂病を中心に、反社会的行動（傾向）の強い患者への効果を正面から認めるものだったのである。また、術式の種類としては、前頭葉白質切截術（標準術式、眼窩脳ロボトミー）、眼窩経由ロボトミー、皮質下白質切截術、トペクトミー、前頭葉切除術が明示されていた。

その後、学会も、1961年通知を追認する形で「『精神科の治療指針』（決定版）」を採択している（**日本精神・828頁以下**）。

治療指針の緩やかな運用

精神外科を特殊療法として認めた1961年の「精神科の治療指針」は、文言上は、相当に限定的な態度をうかがわせるものであった。それは、「精神外科療法は、急速に普及したため、幾分濫用のきらいがあり、これを実際に行うに当っては、適応症の選択に特に慎重でなければならない。精神外科療法は、前期の特殊療法と異り、脳髄に外科的侵襲を加え、後に何らかの欠陥を残すものであるから、手術を軽視し、あるいは術前術後の精神医学的観察を怠って、単に手術のし放しになるようなことは、極力さけねばならない」としていたことからも明らかである。

他方、精神外科手術の要件とされた「最後の手段」性については、それが具体的に意味するところが明らかにされていなかった。ただ、適応対象が「反社会的行動」にまで拡張されたことによって、最後の手段性の判断に際しては、患者自身の利益（治療的効果）以上に、病院の運営や管理上の利益（安全や秩序の維持）に重点が置かれるようになっていった。この意味で、精神病の治療手段の一環として行政が認めた精神外科は、精神病院を中心とする従前の精神医療現場の実態を追認すると同時に（**吉田ａ・８９１頁**）、治療指針の根拠である精神衛生法の保安的性格を実現するものであった。こうした事情から、ロボトミー手術は、「患者管理に役立っていた」と言われるのである（**藤倉・２１８頁**）。

このように、１９６１年通知とそれを引き継いだ学会の治療指針が、精神外科手術を例外的なものと考えていたにもかかわらず、「適応対象の拡張」と「最後の手段性の緩やかな解釈」によって、精神医療現場でロボトミーが「一人歩き」することを後押しすることになった。精神外科の例外性の厳格な運用は、次に扱う民事裁判例が前提とし、その運用のあり方を批判したものでもある。しかし、そうした民事裁判例が現れるまでの精神医療現場では、精神外科の正当化根拠とされた「最終手段」の判断は、内容が曖昧であったことから極めて緩やかに解されていた。また、そうした運用を可能にしていたのは、宇都宮病院事件が発覚するまでは世間に知られることのなかった、精神病院の閉鎖性と患者の人権の無視ないしは軽視とも言える現場の風土であり、治療における医師の広範な裁量性であった。

3　民事裁判の限界と遅きに失した患者の救済

以上のような精神医療法制（立法）と精神医療行政（運用）のもとで、ロボトミー手術に対して司法（裁判所）はどのように対応してきたのであろうか。公刊された判例集で確認できる限りでは、精神外科手術による後遺障害に対して損害賠償請求を求めた民事裁判として、北全病院事件判決と守山十全病院事件判決が知られているだけである。これら以外にも、提訴順に東大脳外科事件、横手興生病院事件、弘前精神病院事件の存在が指摘されているが、いずれも公刊判例集に登載されていないため、詳細な内容は明らかでない。また、刑事裁判としては、ロボトミー手術そのものが犯罪として立件された事案は、これまでなかったようである。以下、北全病院事件と守山十全病院事件を検討した後に、ロボトミーが刑法ないしは刑事裁判で扱われる可能性について見ていく。

北全病院事件

［事実の概要］　本件事案は、学会内でロボトミー手術が問題視されるようになった時期（１９７１年）より後の事実に関するものである。１９４４年生まれのXは、高校中退後、27歳の頃までは雑役夫や運転手・鉄筋工として普通に働いていたが、28歳の時に飲酒を原因とする肝臓障害による慢性肝炎とアルコール中毒症で働けなくなり、妻と２人の子どもを扶養できずに生活保護を受けるに至った。その後、複数の病院で入退院を繰り返したものの飲酒癖は改善されず、ついには激しい暴力行動を伴うまでになった。妻が福祉事務所員にXを精神病院に入院させたいと相談して、福祉事務所は、本人と妻の同意を得て、精神科、神経科、内科を診療科としてY_1が管理する北全総合病院にXを同意入院させた。

Y_1は、Xを精神病質と診断して神経科の閉鎖病棟に収容した後、Xの生活史、入院後の行動や性格テスト等を参酌して、１９７３年４月１日にXを爆発型・意思薄弱型精神病質および慢性アルコール中毒症と判定し、前頭葉白質切截術（ロボトミー）で治療することにした。しかし、Y_1の病院には手術の設備がなく、Y_1自身の施術経験や技能も十分でなかったため、札幌市立病院勤務の脳外科医Y_2に執刀を依頼した。Y_2が施術を受諾した後に札幌市立病院に転院したXは、1973年4月19日に左前頭葉のロボトミー手術を受けた。しかし、ほどなくXの症状が術前の状態に戻ったことから、同年6月5日に再び右前頭葉のロボトミー手術が行われた。手術後、Xは、他の精神病院に転院したが、無気力・無関心・怠惰で無欲性、自発性の欠如、集中力がなく単純軽薄で即物的反応という、情意面全般にわたって人格水準の低下（幼児と同程度の水準で無気力・だらしない怠け者の人格）の後遺症が残り、独立生活を営めず、常に他者の保護が必要な状態になった。この後遺障害について、XおよびXの妻と2人の子どもが、1973年7月、Y_1とY_2に対して損害賠償請求訴訟を提起した（**シンポジアム・566頁以下**［田野島隆］、**佐藤・200頁以下**、参照）。

［裁判所の判断］　以上の事実について、札幌地方裁判所は、1961年の改正「治療指針」の存在を前提として、ロボトミーは「当時の医学水準」において精神医学上の治療手段としての一般的な許容性は認められるとしながらも、Y_1が薬物療法と電気ショック療法を試みたわずか2カ月後にロボトミー手術以外に方法がないと判断したのは、「他の療法を十分試みるも所期の治療効果を得られない」という制約（最終手段性）に反して、軽率で性急なものであったとした。また、そうしたY_1の判断過程の不備に慎重な考慮を払わなかったY_2も、手術の適否をみずからが確認すべき注意義務

に違反したとした。そのうえで、「本件手術は、Xの前記症状に対する治療手段の採用につき医師としての裁量の範囲を逸脱した」もので、「Y_1 Y_2は医師として、右事情のもとではロボトミーをXに対し為すべきではないのにロボトミーを用いるのにつき定められた前記制約に反して漫然と本件手術を施行した点に過失」があると判示した。さらに、本件手術についてY₁は、Xの妻から承諾を得てその旨をY_2にも知らせていたが、Y_1 Y_2ともにX自身からは承諾を得ていなかった点で、本件手術は違法な侵害に当たるとした。裁判所は、患者本人に同意能力が認められる以上、保護義務者である妻の代諾があったとしても手術は許されないとしたのである。

　こうした判示にもとづいて、Xら原告の損害賠償請求が部分的に認められた（札幌地判昭和53年9月29日判例時報９１４号85頁）。本判決に対して被告側が控訴したが、後に和解によって決着している。

守山十全病院事件

［事実の概要］　本件事案は、北全病院事件とは異なり、学会内でロボトミー手術が問題視される前の事実に関するものである。日常的な不眠に悩まされていたXは、１

968年、警察署からの通報により、精神衛生鑑定医2名の診断で精神分裂病および嗜酒癖であるとされ、Y_1が院長を務める守山十全病院に措置入院させられた。入院中、Xは、弁護士に退院依頼の手紙を書いたことを理由に、「懲罰」として保護室に収容された。その後もXに暴発行動や妄想が見られたため、病院からロボトミー手術の依頼を受けた愛知医科大学脳外科教授Y_2が、Xに対して、1968年12月にロベクトミー手術を行い、さらに1969年2月にポッペン式のロボトミー手術を行った。その後、Xは協調運動が不良となって、転倒しやすく、敏捷性に欠け、頭痛に悩み、不眠といった身体症状を呈するようになり、人格面および精神面で変調症状を招来するようになった。Xは、これらの症状はロボトミー手術に起因するものであるとして、1973年11月に、Y_1およびY_2に対して損害賠償請求訴訟を提起した（**佐藤a**・194頁以下参照）。

［裁判所の判断］　以上の事実について、名古屋地方裁判所は、本件「手術当時の医療水準」として、精神外科は精神病の治療法として否定されていなかったとの前提（札幌地裁と同じ）から、Y_1との関係で、本件で精神外科を実施する合理的な事情があったかを検討したうえで、「原告には問題行動はあるものの、その殆どが他人の身体に重大な危害を与えるといった行為でもなく、かつ、その精神症状も精神分裂病と

神経症の混合的疾患と考える余地のある症状で……向精神薬の投与や作業療法、精神療法の施行により原告の症状の軽快する可能性も否定できない状況にあった」と認められることから、ロボトミー手術を実施するための「合理的事情が存したものとは到底認められ［ず］……本件手術を選択したことは治療手段の採用につき医師としての裁量の範囲を逸脱している」と判示した。また、Y_1の依頼で執刀したY_2についても、漫然とY_1の依頼を引き受けた点に過失があり、Ｘの同意を得ずに施術した点にも過失が認められるとした。

　こうした判示にもとづいて、名古屋地裁は、Y_1およびY_2に対してＸへの損害賠償責任を肯定した（名古屋地判昭和56年3月6日判例時報１０１３号81頁）。本判決に対して被告側が控訴したが、後に和解によって決着している。

民事裁判例に対する法律家の評価

　北全病院事件判決と守山十全病院事件判決は、いずれも、精神外科手術の最終手段としての利用可能性を明示した１９６１年の改正「治療指針」を前提としたうえで、実際のロボトミー手術が「最終手段」の要件を満たしていなかったとするとともに、患者ないしは保護義務者の同意を得ない「専断的行為」であった点に、被告らの過失を認定した。両判決によれば、精神外科手術が正当化されるためには、手術の最終手段性の厳格な運用と患者の同意取得のいずれもが満たされるべきだったことになる。

最終手段性との関係では、いずれの判決も、ロボトミー手術以外の方法では治療的効果がないことを被告側が証明しなければならないとしたうえで（挙証責任の転換**＊**）、その点について厳しい認定がされた（補充性の原則）。また、同意との関係では、可能な限り被術者本人または例外的に保護義務者の同意を取得すべきであったことが重視されている。これは、本人の同意が不要な措置入院および同意入院であっても、入院後の侵襲的な処遇については本人の同意取得が原則になるとするものである（**町野a**・２０３頁、**東**・１５６頁、**甲斐a**・69頁以下、参照）。それは、強制入院であることから入院後の処遇にも本人の同意を不要とするかのような現場での対応を厳しく批判し、そうした対応を明確に否定するものである。こうした観点は、脳への侵襲という特に危険性の高い手術においては当然のことであり、いずれの判示内容も適切であったと言ってよい。他方で、治療指針の存在を根拠としてロボトミーそのものの是非が問題にされなかったのは、民事裁判としての限界を反映したものである。いずれの裁判でも、原告側の最終的な希望はロボトミー手術そのものの断罪にあったと思われるが、ロボトミーの是非をそれ自体として争うことには限界があり、裁判所が踏み込んで判断する必要がなかったからである（弁論主義＊＊）。

両判決の論理と結論については、文献で確認できる限り、法律家は、それぞれの専門分野を問わずにほぼ例外なく賛同していると言ってよい（**稲垣**・71頁以下、**新見**・１７６頁、**竹内**・７２１頁以下、**高橋**・８９６頁以下、**甲斐**・86頁、**前田**・１７８頁以下、**加藤（久）b**・81頁、**秋葉**・97頁など。さらに、最判昭和44年2月6日民集23巻２号１９５頁、最判昭和57年3月30日判例時報１０３９号66頁、参照）。また、医学研究や臨床試験の倫理研究者によっても、両事件のロボトミー手術は、実質的に実験的性質を持つものであり、正当化することができないとされている（**田代**・52頁以下）。

＊裁判手続においては、原則として、訴えを提起した側（原告）が、主張内容を証明する責任（立証責任）を負う。したがって、ロボトミー事件では、被術者側（原告）が、ロボトミー手術によって損害が生じたことを証明する必要があった。ただ、被告側（医師・病院）がロボトミー以外の方法がなかったことを主張する場合には、その立証責任は被告側に転換する。民事裁判では、場面によって立証責任は可変的な

のである。他方、検察官だけが原告になる刑事裁判においては、立証責任の転換は許されない。たとえば、被告人がアリバイの存在を主張する場合、アリバイの事実を被告人が証明する必要はなく、アリバイの不存在を検察官が証明しなければならない。

＊＊裁判において、判決の基礎となる事実および証拠の収集や提出は、原告と被告の双方の責任とされる（弁論主義）。裁判所は、当事者間に争いのない事実は判決の基礎とする一方で、当事者が主張していない事実を判断の基礎とすることはできない。また、争いのある事実を認定する際は、当事者が申し出た証拠方法によらなければならない。そのため、ロボトミーそのものの是非を争う申立てと証拠の提出がなかった以上、裁判所はそれを論点として検討することができない。主張されていない論点に言及して結論（損害賠償の可否や範囲）を導く場合にも、それは傍論（判決における裁判官の意見のうち判決理由を構成しない部分）として扱われ、その判示内容や論理構成に法的拘束力は認められない。

民事裁判例に対する精神科医の両極の評価

北全病院事件判決と守山十全病院事件に関する法律家の評価がほぼ一致しているの

に対し、必ずしも多くの論稿があるわけではないが、精神科医の見方は両極のものに分かれる。ひとつは、被告の敗訴を認めた裁判所の論理と結論を全面的に厳しく批判するものである。北全病院事件判決に対して、１９６１年の改正「治療指針」は保険診療報酬決定についての最大公約数的な見解を示しただけのもので、必ずしも当時の医療水準（ガイドライン）として扱うことはできないとの理解から、判決の結論は精神医療現場にとって厳しすぎるもので、特に執刀医であったY_2にY_1と同等の注意義務を要求すべきではないとする見方がある（**浅井**・30頁、**中田（修）**・18頁）。このような見方は、北全病院事件と類似の事案で同様の判断を示した守山十全病院事件判決についても当てはまろう。それは、両事件当時の精神医療現場に定着していたロボトミー手術を無条件に容認（現状追認）するもので、当時の精神科医の多くを占める見方であったと思われる。

他方、ロボトミーの実験的性格に着目する立場からは、「専門職としての医師が、治療という名のもとに他人の人格の中枢をいじるにまで至った精神医学の思想について考え直していかなければならない」として、ロボトミーの実施そのものが厳しく批判されている（**野田**・６５２頁）。それは、実験的性格を否定できないロボトミー（精神外科）は、患者本人または保護義務者の同意を問題にするまでもなく、絶対的に許されない手術だとする立場である（小沢（勲）・48頁）。こうした批判的な見解は、被術者や保護義務者・保護責任者の同意と無関係にロボトミーそのものを批判ないしは端的に否定する点で、札幌地裁と名古屋地裁の両判決の結論より厳しいものである。ただ、両判決がロボトミーそのものの許容性を問題にしなかったのは、弁論主義からの当然の制約であった。したがって、こうした立場が両判決を不徹底なものとして批判するものだとすれば、それは妥当でない。

このように、精神科医の間でロボトミーに対する評価が両極（無条件的許容と絶対的否定）に大きく分かれたのは、突き詰めれば、ロボトミーに対する当時の個々の精神科医の立場や評価が異なっていたからである。それは、「最後の手段」の名のもとに精神医療現場に定着していたロボトミーをどのように捉えるかという、より根本的な問題に帰着する。しかし、そうした根本的な問題が精神科医の間で顕在化するのは、第4章で検討するように、ロボトミーに付随した「臺実験」の告発（１９７１年）とそれへの対応が、学会（員）の手に委ねられるまで待たなければならなかったのである。

民事裁判さえも例外的なものでしかなかった

医学的手術によって後遺障害や死亡が生じた場合は、医療過誤事件として、民法上の不法行為（民709条）にもとづく損害賠償請求訴訟が提起されることが珍しくない。そうした事情は、一般医療における外科手術に限らず、精神医療現場での精神外科手術についても同じはずである。北全病院事件裁判および守山十全病院事件裁判の事案も、まさにそのような内容のものであった。しかし、ロボトミーを中心とする精神外科手術においては、公刊された判例集から確認ができる北全病院事件と守山十全病院事件を含めても、わずかに5件の民事裁判（医療過誤訴訟）の存在が知られているだけである。

北全病院事件と守山十全病院事件以外の損害賠償請求事件については、詳細な経緯は必ずしも明らかではないが、それらについても提訴順に分かる範囲で述べておく。まず、定位脳手術法の一種である定位視床破壊術（1969年2月に施術）によって癲癇患者が後遺障害を負った東大脳外科事件では、1973年6月に損害賠償請求訴訟が提起されたが、1976年に患者本人が死亡してしまったため、その後の経過と結果については不明なままである（**佐藤d・202頁以下**）。また、白質切断法（1

957年2月に施術）によって精神病質患者が後遺障害を負った横手興生病院事件では、1977年5月に訴訟が提起されたが、1983年8月に被術者と病院との間に賠償和解が成立したことで解決を見ている（**佐藤b・212頁以下**）。さらに、ロボトミー手術（1960年3月に施術）によって精神分裂病患者が後遺障害を負った弘前精神病院事件では、1980年2月に提訴されたが、最終結果は不明なままである（**佐藤c・200頁以下**）。

医療過誤訴訟として確認できる損害賠償請求事件が5件にとどまっている理由は、精神外科手術と後遺障害や死亡との間の因果関係の証明が困難なことだけでなく、手術が精神病院という閉鎖的な施設内で行われていたことと、インフォームド・コンセントが不明確なままに手術が行われていたことにあったと思われる。また、5件の民事訴訟の実態は、いずれも、原告こそは患者本人または患者の家族や保護者になっていたものの、患者の救済を重視する現場の精神科医らの献身的な協力なしには実現しえなかったものである。この点に、ロボトミー訴訟は、通常の医療過誤事件とは大きく異なる特徴を持っている。そうした意味では、精神外科手術によって後遺障害を負った被術者のほとんどは、民事訴訟（損害賠償請求）の場面においてすら、事実上の「泣き寝入り」を強いられる立場に置かれていたと言えよう。

５件の民事事件は、当初は原告と限られた支援者を中心に戦われていたが、徐々に精神医学界や社会運動をも巻き込む広範なものになっていった（立岩・160頁）。後述の「ロボトミー殺人事件」が発生した1979年には、「ロボトミー糾弾全国共闘会議（ロ全共）」が設立され、それ以後はロボトミーそのものを糾弾する動きが強くなっていく。こうした動きの背景には、後述の「臺実験」告発（1971年）を契機として、学会内でロボトミー手術そのものを批判する動きが高まったことを指摘できよう。他方、ロボトミー裁判をめぐる状況は、当時の精神医学界における深刻な政治的対立を象徴するものでもあった。

そうしたなかで、原告（患者）側の主張をほぼ全面的に認めて被告（執刀医・病院）に損害賠償を命じた北全病院事件判決と守山十全病院事件判決は、きわめて例外的なものであったと同時に、内容的にも画期的なものとして高く評価することができる。ただ、損害賠償請求訴訟が提起されたのは精神医療現場からロボトミーがほぼ姿を消してから後のことであり、ふたつの画期的な裁判例も、残念なことではあるが、ロボトミーそのものにブレーキをかける役割を果たすことができなかった。民事裁判による司法の対応は、ロボトミーの是非を議論する場面では、すでに時機を失したものだったのである。

4　刑法・刑事裁判におけるロボトミーの扱い

ロボトミーと刑法理論

ロボトミー手術に関連する民事事件は、もっぱら被術者の損害（同意によらない施術［専断的医療行為］や後遺障害）に対する賠償請求訴訟の場面に限られるが、刑事司法との関係では2つの場面の問題を想定することができる。ひとつは、ロボトミー手術の失敗が刑法上の犯罪を成立させるかというものである。もうひとつは、ロボトミーの被術者が刑罰法令に触れる行為を実行した事案において、手術を受けていたという事実が刑事責任の有無に何らかの影響を与えるかというものである。

刑法は、犯罪を類型化した条文において、刑罰をもって保護すべき利益（法益）を規定している。日本の刑法が認める法益は、他の多くの国々と同じように、その性質（利益が誰に帰属するか）に応じて、個人的法益（生命、身体、自由、私生活の平穏、名誉・信用、財産）、社会的法益（公共の安全、取引の安全、風俗）、国家的法益（国家の存立、国交関係、国家の作用）に区別される。ロボトミー手術との関係で問題になるのは、個人的法益としての生命・身体（手術に付随して死傷が生じた事案）ないしは自由（患者の意思に反して手術をした事案）である。

また、犯罪の成立を認めるためには、刑事裁判所に起訴された事実について、構成要件該当性・違法性・責任（有責性）の3段階のすべての充足が確認されなければならない。それを確認するために、刑事裁判においては、検察官の起訴を前提として（刑訴247条・248条）、適正かつ厳格な手続（デュー・プロセス）にもとづいて事実認定が行われる（憲31条）。このように、犯罪の認定は、理論（刑法）と手続（刑事訴訟法）において二重の制約を受けているのである。そして、このような制約こそが、後に確認するように、ロボトミー関連の刑事裁判を妨げていた（困難にしていた）最大の要因であった。

ロボトミーそのものが違法だと考えるならば、ロボトミー手術を実施すること自体が故意の違法行為となり、被術者が死傷した場合には殺人罪（刑199条）、傷害致死罪（刑205条）、傷害罪（刑204条）が成立しうる。また、患者の意思に反して強制的に手術した場合には強要罪（刑223条）の成立もありうる。他方、ロボトミーそのものは合法的であると考える場合でも、不適切な態様の手術から被術者の死傷結果が生じた場合は、業務上過失致死傷罪（刑２１１条）が成立する可能性は否定できない。これらのうち、実際に犯罪の成否が問題になるのは、手術の不手際が問題になる業務上過失致死傷罪の事案に限られ、殺人罪などの故意犯が問題になることはない。ロボトミー手術を手段とする殺傷は、拳銃などの凶器を用いた殺傷と実質的に同じであり、ロボトミーの是非や手術のやり方を問題にするまでもないからである。もっとも、業務上過失致死傷罪も含めて、これまで、「ロボトミー手術そのもの」が刑事裁判（断罪）の対象になった事例は存在しない。それは、なぜなのだろうか。

ロボトミーと業務上過失致死傷罪の可能性

ロボトミー手術が被術者の身体（脳）を傷つけるものである以上、死傷結果が生じた場合には、過失致死傷罪の構成要件該当性は否定できない。したがって、ロボトミーの許容性を考えるには、それが社会的に許容（正当化）されるか（違法性阻却の有無）の検討が中心となる。刑法が保護している利益を侵害する行為（構成要件該当行為）が正当化（違法性が阻却）されるためには、刑法理論上、一般に、侵害と引き換えに保全された法益の程度が侵害した法益の程度と同等以上であること（優越利益説）、侵害行為の目的が正当であること（目的説）、侵害行為の態様が社会的に相当であること（相当性説）、を総合的に考慮して判断される（**井田／丸山・178頁以下**［丸山］参照）。

ロボトミー手術の刑法的な評価については、特に北全病院事件判決との関係で、刑法研究者の立場から、手術の人体実験的な性格を指摘したうえで、業務上過失傷害罪の成立が当然に考えられる事案であったとの指摘が見られる（**加藤（久）a**・18頁）。そうした評価は、事実関係が類似していた守山十全病院事件についても妥当しよう。たしかに、札幌地裁判決および名古屋地裁判決においては、ロボトミー手術の最終手段性の充足が明確に否定される（優越利益と相当性の不存在の認定）とともに、患者または保護義務者の同意の存在が否定されていた（相当性の不存在の認定）。また、文言上は必ずしも直接的に言及されていなかったものの、患者にとっての本来的な治療としては役立たないことを自覚しながら、患者の状態を緩和するため（さらには病院の管理や保安・秩序維持の目的のため）だけに、「最終手段」という名のもので実施されてきた従前の手術は、優越利益と正当目的、相当性のいずれの要件も充足しないものでもあったと言えよう。

こうした点からすれば、ロボトミーを中心とする精神外科手術は、刑法理論上は、それ自体が「身体に対する罪」を成立させる可能性を否定できないものであり、それによって死亡や後遺障害が生じた場合には、業務上過失致死傷罪の成立が当然に問題になりうる。しかし、そうした事情にもかかわらず、これまで、ロボトミー手術や精神外科手術の事案が業務上過失致死傷罪によって立件（刑事裁判所に訴追）された事例は見当たらない。その理由は、刑事裁判の大原則である「疑わしきは被告人の利益に」と日本の刑事裁判の特徴である「起訴裁量（便宜）主義」（刑訴２４８条）が大きく影響しているからである。

民事裁判と大きく異なる刑事裁判

損害賠償請求の是非を判断する民事訴訟（民事事件）と犯罪の成否を判断する刑事訴訟（刑事事件）は、いずれも、国家機関である裁判所が事実認定にもとづいて法的結論を導くという構造において異なるところはない。ただ、裁判を提起する者（原告）と事実認定における立証（証明の程度）との関係で、両者は大きく異なり、そのことがロボトミーに対する異なった判断と対応をもたらすことになる。

私的紛争を裁判所が解決する民事訴訟では、紛争の当事者である以上、裁判を求める利益（訴えの利益）を持つ者は誰でも裁判を提起することができ＊、誰が提訴したかで原告（裁判を提起した者）と被告（裁判を提起された者）の関係が決まる。また、事実認定においても、原告と被告のどちらの主張が合理的（信用できる）かという観点から、裁判所は、50％を超える程度の優越的な証拠の存在（証明）によって事実を認定すれば足りる。北全病院事件と守山十全病院事件では、いずれにおいても、被術者の同意なしに手術（身体への侵襲）が行われたことが認められたため、ロボトミー手術の実施それ自体が損害（自由の侵害）であるとされた。また、後遺障害を問題にする場面でも、手術後に被術者の状態が悪化した事実があったため、手術（原因）と後遺症状（結果）との間の因果関係が優越的証拠によって認められた。さらに、十分な注意を払わずに軽率な判断で手術を行った点に過失（不注意）が認められたから、両事件で被告（病院・医師側）に損害賠償責任を認めるのは容易であった。民事事件であった両判決の論理と結論には特段の問題はなく、それを法律家が一般に肯定的に評価している所以である。

他方、行為者に対して国家刑罰権の発動の可否を判断する刑事裁判では、犯罪の成否について裁判所に判断を求めること（公訴提起［起訴］）は検察官に限られ（刑訴247条［国家訴追主義］）、私人による提訴（私訴）は一切認められていない。また、刑事裁判における事実の証明には、「合理的な疑いを超える程度」のものが要求され、その程度を超えない立証では事実を認定できない（「疑わしきは被告人の利益に」の原則）。さらに、日本の刑事訴訟においては、公訴提起について検察官が裁量権を持っており、犯罪の成立が十分に見込まれる事案であっても、実際に公訴を提起するかどうかは検察官の裁量に委ねられる（刑訴248条）＊＊。このような、訴追と立証におけるハードルの高さが関連して、ロボトミーに対する刑事裁判の途は事実上閉ざされたものになっていた。さらに、より根本的には、精神医療現場に定着していたロボトミーは、社会の目が届かない閉鎖空間（密室に準じるような精神病院）で行われており、死傷結果が発生した場合にも、内部告発といった事情でもない限り、捜査機関がそれを探知することすら不可能に近いものがあった。そうした事態は、宇都宮病院事件の教訓を想起すれば明らかである。

＊裁判所によって紛争を解決してもらう具体的な利益または必要性を「訴えの利益」と言い、訴えの利益のない者は裁判を提起することができない。ロボトミー手術によって後遺障害を負ったと主張する者（被術者本人やその家族等の利害関係人）は、裁判で判断してもらう実益があるから、病院や執刀医を相手方（被告）として損害賠

償請求訴訟を提起できる。他方、利害関係のない者は、被術者の後遺障害を根拠として裁判を提起することはできないし、ロボトミー手術それ自体の不適切さを主張して裁判を提起することもできない。そのような訴訟提起は、訴えの利益を欠くものとして却下される。

＊＊刑事事件における公訴提起は検察官の裁量に属し、検察官は、「犯人の性格、年齢及び境遇、犯罪の軽重及び情状並びに犯罪後の情況により訴追を必要としないときは、公訴を提起しないことができる」（刑訴２４８条）。この規定を根拠として、経年的に約60％強の事件が、犯罪の嫌疑があるにも関わらず、公訴を提起されずに検察段階で終結している（不起訴処分）。こうした制度を「起訴裁量主義」または「起訴便宜主義」と言い、犯罪の嫌疑があって有罪の可能性がある限りは公訴提起を義務づけられる「起訴法定主義」（ドイツやイタリアなど）と対比される。実際にも、裁判での犯罪の立証が困難だと検察段階で判断された事案は、「犯罪後の情況により訴追を必要としないとき」に当たるとして、公訴提起が見送られている。日本の刑事事件における起訴後の有罪率が99・９％強の高さを誇っているのも、こうした起訴裁量主義にもとづく運用の結果なのである。

刑事裁判の構造と限界：終末期医療をめぐる事案との共通性

ロボトミーによる被術者の死傷事案が、これまで刑事立件されてこなかった最大の理由は、刑事裁判における因果関係の立証が困難なことにある。原因（ロボトミー手術）と結果（後遺障害や死亡）とのつながり（因果関係）が、一般人の社会常識からは明らかに認められると思われる場合であっても、刑法上の因果関係は「合理的な疑いを超える程度」に証明する必要があるため、そうした立証は非常に困難で、場合によっては不可能ですらある。ロボトミー手術後に発現した障害で、それがロボトミー手術によるものだと思われる場合であっても、別の要因や原因によることが明確に排除されない限りは、合理的な疑いを超える程度に証明されたとまでは言えず、ロボトミー手術が原因であったとは認められない（「疑わしきは被告人の利益に」の原則からの帰結）。そして、有罪の前提となる因果関係の立証が困難な事案では、ロボトミーの事案に限らず、検察官の起訴裁量によって、刑事訴追そのものを断念する扱いが実務上広く定着しているのである。

立証の困難さを理由に刑事立件が見送られた事案としては、終末期医療（尊厳死）との関係で、主治医が末期患者に装着された人工生命維持装置を取り外し、その後に患者が死亡したもの（北海道立羽幌病院事件［2004年］、富山県射水市民病院事件［2000年～2005年］、和歌山県立医科大学附属病院紀北分院事件［2006年］）がある。それらは、いずれも、一般常識的には、人工生命維持装置の取り外しによって患者が死亡した見られるものであった。しかし、どの程度の生命短縮があったかを合理的な疑いを超える程度に証明できなければ、死期の前倒し（生命の短縮）としての殺人を認定することができず、「疑わしきは被告人の利益に」扱われて無罪になる可能性が極めて高いものであった。そのため、殺人罪としての捜査が行われた後に、一旦は事件が検察官に送致されたものの、最終的には不起訴処分によって終結していた。このような、「人工生命維持装置の取り外しと患者の死亡」との間の関係は、「ロボトミー手術と後遺障害や死亡」との間の関係と同じ構造のものである。

他方、人工生命維持装置の取り外し後に筋弛緩剤を注射して患者を死亡させた「東海大学病院事件」や「川崎協同病院事件」では、筋弛緩剤の注射と患者の死との間の因果関係が容易に認められるため、治療中止（尊厳死）行為と死亡との間の因果関係は特に問題とならず、主治医に殺人罪の成立が認められている（横浜地判平7年3月28日判例時報1530号28頁、最決平21・12・7刑集63巻11号1899頁、参照）＊。

こうした事情を前提とすれば、ロボトミー手術による死亡が刑事立件されるのは、手術に名を借りて患者を故意に殺害した場合（殺人罪）や手術の不手際（失敗）によって患者が死亡したことが合理的に認定できる場合（業務上過失致死罪）のように、極めて例外的で、実際には想定が困難な事案に限られる。その意味で、かつての精神医療現場でのロボトミーの実施状況を見る限り、ロボトミーには明らかな実験性が認められ、それ自体が不適切なものとして許されないという見解に立ったとしても、ロボトミー手術が刑事事件として訴追されてこなかったのは当然の成り行きであった。

＊東海大学病院事件では、フォーリーカテーテルや点滴を外した行為と吸痰行為を中止する等の医療中止行為については不起訴処分とされ、致死薬の投与による直接的な殺害行為だけが殺人罪で起訴された。他方、川崎協同病院事件では、気管内チューブの抜管行為（治療中止）も殺害行為の一部として起訴され、抜管行為と筋弛緩剤の静脈注射とを総合して殺人罪の成立が認められた。ただ、かりに抜管行為がなかったとしても、致死薬による死亡は明らかであったから、仮に抜管行為が不起訴になっていたとしても、殺人罪という結論そのものが変わることはなかった（**神馬・44頁以下参照**）。

ロボトミー被術者による犯罪：ロボトミー殺人事件

これまで、極めて例外的な事態ではあるが、精神障害を有する（元）患者が主治医の精神科医を死傷した事案が散見されている。精神外科の先駆者のモニスも、自身が診察していた偏執症患者に診察室で銃撃されて脊髄を負傷し、生涯にわたって下半身不随になるという不幸に見舞われていた。モニスを銃撃した犯人は、彼の精神外科の被術者であったという説が一般化しているが、真相は明らかでない。他方、日本においては、精神外科手術の後遺障害に苦しみ続けていた元患者が、執刀医の殺害を計画して、医師の家族を殺害したという事案があり、一般に「ロボトミー殺人事件」として有名である。その事実の概要と裁判所の判断は、次のようなものであった（**佐藤e**参照）。

［事実の概要］　スポーツライターとして生計を立てていたXは、ロボトミー手術がすでに精神医療現場に定着していた1964年3月、親の介護をめぐって妹夫婦と口論になり家具等を壊したことから、警察官に逮捕され、精神鑑定に付された。Xは、鑑定で精神病質と診断され、精神科病院に措置入院させられた。入院中に、女性患者がロボトミー手術で人格が激変して自殺したことを知って激怒したXが、女性の執刀

医に詰め寄ったため、危険人物と判断され、ロボトミーの一種であるチングレトミー手術（前頭部帯状回切除術）を受けさせられた。その際、執刀医は、本人の同意を取らず、Xの家族にも詳細を説明せずに手術承諾書に署名させたようである。手術の結果、Xは、美的感情や創造力等を失って、生活の基盤まで失ったと絶望して自殺を決意するに至った。その際、Xは、不本意な手術を行った医師を殺害して、自殺の道連れにすることを計画した。

1979年9月に、Xは、凶器のナイフ等を準備して医師の留守宅に押し入り、医師の妻と義母を拘束して医師の帰宅を待ち伏せたが、医師が帰宅しなかったため、一旦は立ち去って後日に計画を実行することにした。その際、Xの正体を知った両名を生かしておけないと考え、両名を殺害したうえで家屋内の現金等を奪って逃走資金と生活資金にしようと決意し、両名を殺害した後に現金約45万円等を奪って逃走した。Xは、強盗殺人罪（刑240条後段）で起訴されたが、精神病院でチングレトミー手術を受けた経験があったことから、犯行当時の責任能力＊の有無と程度が問題になった。

［裁判所の判断］　以上の事実に対して、東京地裁八王子支部は、医療行為としてのチングレトミー手術の価値や有効性には疑問があるとしながら、手術そのものの許容

性（違法性の有無）を特に問題にはせず、被告人に完全責任能力を認めた。他方、検察官による死刑求刑に対しては、「被告人に極刑を科すべきか否かを決する上では、［チングレトミー手術を受けていた事実は＝引用者挿入］なお斟酌に値する……被告人に対し直ちに極刑を科するには、未だ一抹の躊躇を感じざるを得ない」として死刑を回避し、「今後とも医師殺害の計画を決して実現させぬよう、被告人の死に至るまで仮出獄等を赦すことなく、終生の間、社会から隔離した上、自己の非を悟るべく、また被害者の冥福を祈るべく、その機会を与え、無期懲役に処するのが相当である」と判示した（東京地裁八王子支判平成５年７月７日判例時報１５１７号１５９頁）。文言上は必ずしも明らかでないが、チングレトミー手術は犯行時の責任能力の有無には影響していなかったとする一方で、術後の被告人の状態を量刑事情として考慮できるとしたのである。その後、量刑不当を理由とする検察官控訴と上告のいずれもが棄却され（東京高判平成7年9月11日東高刑時報46巻1～12号48頁、最高裁については詳細が不明）、被告人の無期懲役が確定した。

［判決に対する評価］　犯罪が成立するには、構成要件該当性・違法性・責任のすべてが認められなければならない。本件は、強盗殺人罪の構成要件該当性と違法性は当然に肯定される一方で、チングレトミー手術後の精神状態に対する評価（行為時の責

任能力の有無と程度）が問題になったものである。責任の前提となる責任能力は、犯行（殺害および現金奪取）時に認められる必要があり、それで足りるから、犯行前にチングレトミー手術を受けていたこと自体は責任能力を左右しない。重要なのは、犯行当時の被告人の精神状態が、チングレトミー手術によって責任能力が左右されるほどの影響を受けていたかどうかあり、本件では責任能力に影響がないとされた。もっとも、事案によっては、手術後の精神状態が責任無能力ないし限定責任能力と判断されることはありうる。ただ、そうした事案であっても、行為者の責任能力の有無と程度は、ロボトミー手術そのものとは無関係に、行為の弁識能力と制御能力について判断されるから、ロボトミーそのものが刑法による断罪の対象となるわけではない。

他方、犯罪事実認定後の量刑判断では、チングレトミー手術を受けていたこと、そしてそのために被告人が自暴自棄になって犯行に及んだことは、量刑を左右する事情として考慮することができる。本件の裁判所の論理と結論は、いずれもそのようなものであり、適切なものであったと思われる。さらには、量刑判断以外の場面でも、ロボトミー手術の結果がもたらした異常な精神状態は、刑事裁判の遂行に影響を与えることがありうる＊＊。なお、本件の第1審判決の当時は、2名を殺害して現金を強奪したような事案には、死刑判決が出されることも稀でなかったし、死刑判決こそが妥当だとする見方も十分にありえた。検察官による死刑の求刑と一審判決の量刑不当を理由とする抗告と上告は、そうした見方を反映したものであったと言えよう。それに対して、各審級の裁判所は、いずれも無期懲役が妥当なものだとした。その背景には、裁判所が、被告人の完全責任能力を認めながらも、同意なしにロボトミー手術を強制されて後遺症状に苦しんでいたことに、一定の同情を示す態度があったと見うるかもしれない。また、死刑適用判断の一般的基準を示した最高裁判決＊＊＊の影響があったことも否定できない。

＊犯罪成立要件の第３段階である責任は、行為者に責任能力があることを前提とする。責任能力は、自己の行為の社会的意味（やってよい行為かどうか）を理解する能力（弁識能力）と弁識に従って自己の行為を統制する（やってはいけない行為を止められる）能力（制御能力）から構成され、いずれも行為の時点に存在しなければならない（「行為と責任能力の同時存在」の原則）。日本の刑法は、普通の社会生活をしている通常人にはいずれの能力も備わっていること（完全責任能力）を前提に、いずれか一方でも完全に害されている場合を心神喪失（責任無能力〔刑39条1項〕）とし、一定程度以上に害されている場合を心神耗弱（限定責任能力〔刑39条2項〕）として、

それぞれに特別な扱いを認めている。責任能力の存否と程度の判断には、精神科医等の専門家による責任能力鑑定が活用される。

＊＊たとえば、被告人の供述と供述調書以外に犯罪認定の証拠がなかった非現住建造物放火罪（刑１０９条）の事案で、福井地判昭和47年12月5日刑事裁判月報４巻12号１９８９頁は、供述と供述調書の信憑性を否定して無罪とする際に、「被告人の知能指数は43ないし44、知能年齢7、８才程度でその精神状態は精神薄弱であるうえ約20年前にロボトミー手術を受けたものであって……、被告人が当公判廷において示した言動によると自己の体験についての記憶力、表現力が劣っているうえに、特に、他人の質問に対してはその意味を理解しないままに肯定する返事をなし、他方誤った返答でも一度口にするとそれに固執する傾向を有し……被告人の供述は極めて信用性の乏しいものといわざるを得［ない］」として、判断の一事情としてロボトミーの被術経験とその後の精神症状に言及している。他方、裁判時に心神喪失状態になっている場合には、訴訟能力が欠けるとして、公判手続が停止される（刑訴３１４条１項本文）。

＊＊＊行為時19歳の少年が４人の被害者を殺害した事件（永山事件）において、最高裁は、死刑適用の可否について、①犯罪の性質、②犯行の動機、③犯行の態様、特

に殺害方法の執拗性、残虐性、④結果の重大性、特に殺害された被害者の数、⑤遺族の被害感情、⑥社会的影響、⑦犯人の年齢、⑧前科、⑨犯行後の情状、を総合的に考慮して判断すべきものと判示した（最判昭和58年7月8日刑集37巻6号609頁）。これは、「永山基準」と呼ばれ、その後に最高裁が判例変更する（最判平18・6・20判例時報1941号38頁）まで、殺害された被害者の数を強調する形で一時期の実務に定着していた。

5　ロボトミーを推進した背景事情の問題：本章のまとめ

本章においては、ロボトミー手術を日本の精神医療現場に定着させ、さらにはそれを助長したと思われる背景事情について、精神医療法制（立法）とその運用（行政）、裁判例（司法）を中心に見てきた。当時の状況をまとめるに当たって何よりも重要なのは、ロボトミーが精神医療現場で広く行われていた事実が、当時の社会の人々にはほとんど知るすべがなく、精神科医をはじめとする一部の人々に知識や情報の共有が限られていたことである。ロボトミー手術の問題性が世間に知られるようになるのは、次章で言及する「臺人体実験」の告発とそのマスコミ報道まで待たなければならなかった。したがって、重要なのは、本章で指摘した背景事情について、当時の精神医学界と現場の精神科医がどのように対応していたかということである。

ロボトミーを中心とする精神外科手術は、保安的発想を基盤としていた精神病院法の時期に日本に導入され、同様の態度を受け継いだ精神衛生法の初期段階を通じて、精神医療現場に定着していった。特に、精神衛生法が措置入院と同意入院の2類型の強制入院制度を正式に導入したことにより、それまでは限られた施設で行われていた精神外科手術が、一般の精神病院でも普通に行われるようになった。当時の精神医療法制が保安的観点を重視していたことは、必ずしも社会一般には認識されていなかったが、措置入院と同意入院の業務に日常的に携わっていた精神科医には公知の事実であったと言えよう。

また、患者の意思内容と無関係に認められる強制入院が半数近くを占め、入院による精神医療全体が閉鎖的な病院で行われていた。そのため、病院内での具体的な処遇内容についても、患者の意思や希望とは無関係に、もっぱら「医師の勝手な判断によるパターナリスティックな対応」に陥りがちであったことは想像に難くない。精神外科手術も、そのような対応のひとつであったと言えよう。また、「独善的なパターナリズム」は、患者の人権を無視ないしは軽視する方向に傾斜しがちである。被術者の同意を得ない精神外科手術の実施例が少なからず見られ、症例報告で病歴や症状以外の患者の属性が詳細に述べられ、顔写真つきの症例報告すら珍しくなかった点も、医師の独善的なパターナリズムの結果と言うべきものであり、患者の人権への配慮を欠いたものであった。そのようなパターナリズムは、患者の利益のための「保護的対応」とはなり得ない。こうした状況のもとで、日本の精神医療現場に精神外科手術が導入され、ロボトミーを中心に広く定着していったのである。

また、１９６１年の改正治療指針は、他の治療法を尽くした後の「最後の手段」として精神外科を認めたが、その対象を拡張するとともに、緩やかな運用につながるものであった。そもそも、代替の対象となる特殊な治療法（電気ショック療法やインスリンショック療法）そのものが、精神疾患の根治までは期待できず、症状の軽減や患者の鎮静化に役立つだけでしかなかった。そのため、最後の代替手段とされた精神外科も、他の特殊治療法と並列的なものと捉えられ、文字通りの「最後の手段（唯一無二の方法）」でなくてもよいとされてしまった。さらに、精神外科の適用対象が「反社会的行動」にまで拡張されたため、保安的観点からの手術に抵抗がなくなっていった。これにより、「患者本人の利益であったはずの症状の緩和ないし鎮静」が、「病院の秩序や安全の確保を目的とした症状の緩和ないし鎮静」にすり替えられ、後者を目的とする手術への躊躇がなくなっていった。それは、日本最大のロボトミストと言われる廣瀬の症例報告に対して、当時の精神医学界と精神医療現場を代表する人物が、精神外科手術を肯定的に評価する態度へと変わったことに如実に示されている。

治療指針のいう「最後の手段」が、文字通り厳格なものであり、それ以外の手段を補完するものであることは、北全病院事件判決と守山十全病院判決が明らかにした。それによって、反社会的行動にまで手術対象の拡張を認めた治療指針も、「最後の手段」の厳格な解釈を前提として運用されるべきことが明らかになった。その意味で、ロボトミーに対する司法の態度は厳格なものであったと言ってよい。しかし、北全病院事件における手術と提訴はいずれも1973年であり、守山十全病院事件の手術が1968年と1969年で、提訴は1973年であった。また、それ以外の民事訴訟における提訴も、それぞれ、1973年（東大脳外科事件）、1977年（横手興生病院事件）、1980年（弘前精神病院事件）のことであった。これら一連の民事訴訟の提起は、精神医療現場から精神外科手術がほぼ姿を消し、「臺人体実験」の告発を契機として学会による精神外科の検証が本格化した時期に当たっていた。このような制約のもとで、民事裁判例を中心とする司法は、限られた事案で被術者の事後的救済に一定の役割を果たしたものの、精神外科のブレーキ（事前的抑止）としての機能を持つことができなかったのである。

もっとも、損害賠償請求訴訟が提起される以前に行われた精神外科手術でも、後遺障害の発生は当然にありえた。したがって、そうした時期に民事訴訟が提起されなかったことも、精神外科を現場に定着させ、推進した消極的な要因であったことは否定できない。しかし、一連の民事訴訟の提起は、精神外科に批判的な一部の精神科医の熱心な協力と支援なしには不可能なものであった。患者に寄り添う精神科医のそうした動きも、１９７０年代を迎えるまでは、ほとんど明らかではなかった。そこにも、患者の利益や人権を軽視ないしは無視する、当時の精神医療現場の密室性や精神科医の独善的態度という制約が見られたのである。では、精神医療現場に事実として定着し、推進された精神外科は、その後、いかにして否定的に評価され、現場から姿を消していったのだろうか。次章で、「臺人体実験」の告発を受けた学会の動向と当時の社会状況を中心として、この点を見ていくことにする。

第４章　精神外科に対する批判と否定

1 学会員による「臺実験」の告発

ロボトミーに対する現場の郷愁

第3章で見たように、ロボトミー手術が精神医療現場に広く定着していた時期（1950年代半ばから1960年代前半）には、学会をはじめ精神医学界全体の雰囲気は、ロボトミーに対して寛容的であり、少なくとも否定的な態度は示していなかったと言ってよい。ロボトミーを中心とする精神外科が現場から徐々に姿を消していったのは、1952年にクロルプロマジンが日本の精神科医療現場に導入され、患者の鎮静方法が薬物に置き換えられたからである（**シンポジアム**・556頁［大津正典］）。もっとも、クロルプロマジンも、精神疾患の本来的な治療を実現し得るものではなく、患者の状態の鎮静に役立つという効果の点では、ロボトミー手術と同列のものでしかなかった。しかし、患者への侵襲の大きさや後遺障害の有無と程度という点において、脳に直接的な物理的侵襲を加える精神外科が、次第に薬物療法に取って代わられ、最終的に姿を消すことになったのは当然の成り行きであった。こうした動きは、フリーマンのロボトミー手術が、一般社会をも巻き込んで一世を風靡したアメリカにおいても同様であった。

ただ、クロルプロマジンが現場に普及した後も、ロボトミーを解説する教科書（**渡辺**）が出版されるなど、クロルプロマジンが精神外科手術にただちに取って代わったわけではない。特に、日本で最大のロボトミストと言われた廣瀬は、1958年の段階でも、クロルプロマジンと比較しても精神外科に有用性があると明言して憚らなかった（**広瀬**・1341頁）。

さらに、1967年に公表された学会の「精神科の治療指針（決定版）」においては、「かつて盛んに行われたロボトミーは時たま術後に好ましくない人格変化や痙攣発作が現れて問題となった」ことを認める一方で、「しかし、近来の向精神薬の発展、普及と平行して、諸種の改良術式が現われ、副作用や欠陥を残さずして効果をもたらすべく種々の工夫がなされ、適応症の選択も十分的確に行われるようになって来た。向精神薬の出現によって手術例は著しく減少しているが、決して精神外科を否定する結果とはならず、症例によっては両者を上手に組み合わせて使うことに大きな期待がかけられている」という認識を示したうえで、その適応疾患として、精神分裂病、退行期うつ病、躁うつ病、てんかん、精神病質、精神神経症、精神薄弱、器質的脳疾患、その他を明示し、術式の種類として、皮質下白質切截術、帯状回切除術、前頭葉白質切截術、眼窩経由ロボトミー、定位脳手術、その他を明示していた。この学会指針で述べられた具体的な内容は（**日本精神・838頁以下参照**）、1961年の厚生省の改正「治療指針」を全面的に引き継いでおり、精神外科手術に対する当時の学会の好意的な態度（現場の対応の追認）を示すものであったと言うことができる。こうしたことから明らかなように、1960年代前半における日本の精神科医療の現場は、薬物療法（クロルプロマジン）がすでに広く普及していたにもかかわらず、ロボトミーを中心とする精神外科からの完全な脱却を果たすまでには至っていなかった。

「臺実験」に対する質問書と告発

精神外科手術が精神医療現場からすでに姿を消していた1971年3月17日、学会に激震とも言えるほどの衝撃が走った。関東地区の学会評議員で東大医学部精神科講師の石川清が、学会の前理事長で東大医学部精神科教授の臺に対して、ロボトミー手術に付随して行われた臺の生体研究を「人体実験」として、理事長に質問書を送付して理事会の見解を質すとともに全学会員に向けて告発したのである（**石川**・２４４頁以下）。質問と告発の対象となった研究は、臺が都立松沢病院に勤務していた時期に、同僚であった廣瀬がロボトミー手術を行った70人の患者（精神分裂病患者42人［男性25人、女性17人］、対照患者［精神病質、躁鬱病、神経症、脳炎後性格異常、てんかん、進行麻痺等］および診断に疑義のある患者［ヒロポン中毒を含む］28人［男性20人、女性８人］）から切除した脳組織の一部（３００mgから１g程度）を被術者の同意なしに（一部は保護義務者の口頭同意があった）使用して、患者の脳内の代謝に精神分裂病と結びつく異常ないし特徴がないかを調べるための代謝実験を行い、その結果を学会誌に掲載したものであった（**台**・２０４頁以下、**台／江副**・２１６頁以下）。

理事会に対する質問書の内容は、①告発対象となった論文を生体実験（人体実験）と判断するか否かとその判断根拠、②実験の実施および論文を学会誌に掲載した責任の所在と責任の取り方、③本実験に引き続いた同氏の「覚醒剤中毒の生化学的研究」に第53回学会総会（１９５６年４月、新潟大学）で学会賞（森村賞）を授与したことに対する現理事会の見解、④告発対象論文掲載時と学会賞選考時の編集委員会議事録と選考議事内容の公開、⑤質問書と告発文の学会誌への掲載と理事会回答の公表および学会員の討論の喚起、の５点であった。また、学会員に対する告発の内容は、①学会誌に登載された一連の論文は生体実験にほかならない、②ロボトミー手術はすでに時代遅れである、③手術の実態はロボトミー（切截）に名を借りたエクトミー（切除）にほかならない、④多くの治癒可能性のある新鮮例（発症年数1年ないし2年）や若年（未成年）の患者の対象者も多く、自己の研究目的のために医学的知見を無視している、⑤動物（基礎実験）から人（臨床実験）へという本来的な実験手法が遵守されていない、⑥本実験の成果は対象者（脳を提供させられた患者自身）には絶対に還元されることがない、にまとめられる。

こうした指摘にもとづいて、石川は、告発対象論文に関わる臺の一連の実験研究を、「医局講座体制下における学術研究の犯罪性を端的に露呈するもの」と考え、精神神経学会会員に対して、その著者、前本学会理事長、東京大学教授台弘氏を告発する」としたのである。ただ、石川の告発における直接の対象者は臺に限られており、共同研究者の江副と検体を提供した廣瀬（ロボトミー執刀者）は告発対象になっていなかった。この石川の告発は新聞報道が注目するところとなり、１９７１年3月27日付の朝日新聞は、「精神病者／実験台に？／20年前の手術／台東大教授を〝告発〟石川東大講師」という見出しでセンセーショナルに報道した。この新聞報道によって、精神医療現場におけるロボトミー手術の存在が、それまで知ることのなかった社会に広く知られることになった。この点は、社会を巻き込んでロボトミーが流行現象となったアメリカの状況とは大きく異なっている。

「臺実験」告発に対する臺（擁護派）の反論

石川の告発が社会的に大きな反響を呼ぶなかで、告発の対象者であった臺はただちに反論に出た。臺は、新聞記者のインタヴューに応えて、「ロボトミー（脳の白質を切る手術）によって将来機能を喪失する運命にある部分をとったまでで、こういうことまでとやかく言われては、医学の進歩が止まってしまう」と反論し、「ロボトミー後には機能を失うと予想した部分をあらかじめ採取して医学の進歩に役立てたまでで、この批判は、ナンセンスにつきる。事故が起こった例もない。それに採取は私自身がやったのではなく、ロボトミーをする先生［廣瀬貞雄＝引用者挿入］にお願いした。どの患者にロボトミーを行なうかもそれぞれの主治医や医局会議で決めたことだ」と強く主張した（1971年3月27日付朝日新聞）。こうした臺の主張の背景には、共同研究者の江副や執刀者の廣瀬が告発対象とされていなかったこととの関係で、石川の告発はもっぱら臺に対する個人攻撃だとする認識があったように思われる。

さらに、学会誌に反論を投稿した臺は、①告発は無知と曲解に発する中傷であり、精神医学と精神医療に対する悪質な挑戦である、②生体的な仮説を実験的な組織代謝で証明する目的のために生体組織を活用したにすぎない、③廣瀬の手術決定手続および方法と結果に誤りはない、④通常のロボトミーで切除される量（100g〜200g）のうち微少の組織（1g程度）を使っただけにすぎない、⑤害を述べるならば松沢病院の病歴（カルテ）にもとづく証明が必要である、⑥実験は患者本人ではなく医学（の進歩）に還元される、という6点の主張を展開したうえで、患者に害がない限り、結果の不確実性（害があるかもしれないこと）を根拠として批判するのは医学実験の本筋に反すると主張して、石川の告発は、「私［臺＝引用者注］自身及び研究共同者の研究に対する無知と、曲解に発するいわれなき中傷であるのみならず、精神医学と医療の正しい発展を妨げる悪質な挑戦でもある」と断言した（**台a**・245頁以下）。こうした臺の主張の内容は、その後も一貫して強調されているところである（**東大医学部、学会だより**i・297頁以下、**台b**・877頁以下、臺・朝日ジャーナル1973年6月1日号87頁以下）。

臺による反論の内容は、廣瀬をはじめとする臺擁護派の拠って立つところでもあった。たとえば、1972年6月14日付の朝日新聞には、臺擁護派の学会員の談話として、「死んだ患者さんは確かにいるが、これらの人々は脳組織採取のあとで、ロボトミーを受けている。この手術には残念ながら死亡例はつきまとう。脳組織採取のために死んだのではない」「人体実験をやったのは台先生だけではない。もっとひどい実験をやった人もいる」との発言が紹介されている。また、石川告発は医学の進歩を無視した非科学的で情緒的なものでしかないとする主張は、臺の回顧録に引用されている南雲与志郎の学会理事長宛ての1973年5月24日付書簡にも見られるし（**臺**・304頁）、その後も主張されているところである（**金子（嗣）**・248頁以下）。さらには、道徳的ないしは宗教的見解からの批判については、効果についての精神病理学的な検討に裏付けられていない限りは無力であるとの見解が、ロボトミー手術の初期段階ですでに示されていた（**井村**・297頁）。

もっとも、臺をはじめとする論者の言う「科学的根拠」の内容は、必ずしも明らかではなかった。すでに見てきたように、精神医療現場を含む当時の精神医学界においては、日本だけでなく他の国々も含めて、ロボトミー手術の科学的根拠について積極的ないしは正面切っての議論がなされた事実はなく、患者に対する鎮静効果が正当化の根拠とされていたにすぎなかった。そうした態度を「科学的根拠」と言うのは、あまりに牽強付会の感じを免れない。また、臺自身、さらには臺擁護派の人々が、臺の研究を「生体実験」であると認識していた点は、注意しておかなければならない（**小沢（勲）**・61頁以下参照）。臺らの主張に見られるような、医学の進歩や利益だけを根拠として、被術者の具体的な利益と不利益に言及しない主張は、医師側に都合のよいものでしかなく、被術者（ひいては精神障害患者一般）の保護や人権を蔑ろにした論理と言われても仕方のないものである。このような意味において、臺らの言う「科学的根拠にもとづいた医学の進歩にためには必要な研究」という論理は、今日の研究者の感覚からすれば、あまりに傲慢な態度だと言わざるを得ない。そこには、ロボトミー批判を医学研究の必要性にすり替える飛躍がある。

2 「臺実験告発」の背景事情

石川による臺実験の告発を契機として、同じような内容の実験や研究が糾弾されていくことになるが、その背景には、当時の日本の精神医学界をめぐる複数の要因（事情）が存在していた。なかでも特に重要であったのは、東大医学部紛争に端を発して長期に及んだ東大精神科教室をめぐる状況であり、それと時期的に並行した学会組織の刷新を目ざした動きであった。また、世界医師会がニュルンベルク綱領（１９４７年）を具体化した内容のヘルシンキ宣言（１９６４年）を公表していたことにも注目しなければならない。当時の日本の精神医学界は、これらが複雑に交錯する状況のもとにあったのである。以下、それらの概要について確認していこう。

東大（医学部）紛争

東大紛争につながる日本の学生運動の歴史は、古くは明治時代にまで遡り、旧制高校における校長排斥運動や同盟休校騒動などにその端緒を見ることができる。そうした動きは、第１次世界大戦後の大正デモクラシーの時期を通じて大きな盛り上がりを見せた後、第２次大戦中には完全に解体されていたが、戦後ただちに復活することになった。特に、１９６０年の日米安全保障条約改定をめぐる反対運動（いわゆる安保闘争）を契機として一般市民をも巻き込んだ社会現象となり、さらには、ベトナム戦争反対（１９６０年代半ば）を通じて全国規模の社会運動にまで発展していった。なかでも、世界最初の原子力空母であるアメリカのエンタープライズ号が、ベトナム戦争に出撃する戦闘機を搭載して長崎県の佐世保港に寄港した際（１９６８年１月19

日）には、日本の国論を2分する大きな騒ぎとなった。その後、学生運動を中心とする社会運動は、機動隊との衝突をはじめとして、一部に過激で暴力的な行動を伴う運動にまでなっていった＊。

こうした社会情勢を背景として、１９６４年に全国大学精神科医局連合が結成された（**学会だより・３０８頁**）。その後、１９６５年から１９６９年にかけて、全学連（全日本学生自治会総連合）医学協や青医連（青年医師連合）を中心として、インターン制度廃止を軸とする研修医の待遇改善要求、国家試験拒否、医局制度打破に向けた活動が台頭した。その中心拠点を担っていたのが東京大学医学部であり、いわゆる東大紛争として激化していった。東大紛争は、当時の学生運動という大きな枠組みの中で、日本の医学（部）制度のあり方に特化していた点に特徴を持つものであった。それは、当時の医学界全体だけでなく、精神科医療現場や学会にも大きな影響と変化をもたらし、石川による臺告発の要因のひとつとなった。また、学生運動や大衆運動全体における日本共産党を中心とする政治的動向も、後述するように、臺告発に対する学会（員）の対応に明らかな影響を及ぼすものであった。

１９６８年1月29日に、東大医学部学生大会がインターン制度に代わる登録医（後の認定医）制度の導入阻止や附属病院の研修内容の改善などを掲げて、無期限ストライキ突入を決議し、医学部は一気に紛争状態に陥った。紛争状態のなかで学生と医局員との間で衝突が生じた際、大学当局（医学部）は、2月19日に発生した医局長軟禁事件（春美事件）に関連して17人の学生・研修医を処分した（3月12日）。その後、処分された者の1人について、大学当局側の誤認による可能性があることを医学部講師2名が教授懇談会で報告し（3月26日）、学生側が処分の撤回を強く迫った。しかし、大学側が一歩も譲らず紛争は膠着状態に陥り、一部の急進派学生が安田講堂での卒業式の実力阻止を図ったため、大学側は卒業式を中止した（3月28日）。その後、大学が入学式を強行したこと（4月12日）から、6月15日に急進派の医学部共闘会議の学生が、自治会の統制を離脱して安田講堂を占拠する事態となった。そして、安田講堂を占拠した学生グループに新左翼セクトが加わって、東大紛争全学共闘会議（東大全共闘）が結成された。事態が膠着化するなかで、11月1日には、東大評議会において大河内一男総長の辞任が承認され、紛争の発端となった医学部の豊川行平前医学部長、上田英雄前東大病院院長の東大教授退官が承認された。また、それにともない、10学部の学部長も全員が辞任することになった。

他方、こうした動きと並行する形で、11月には、「東大解体」を主張して過激な戦術をとる全共闘に対抗して、学部生の間で東大民主化行動委員会（民青［日本民主青年同盟」系）と無党派学生グループ（クラス連合、有志連合、大学革新会議など）の新組織が台頭し、全共闘と激しく対立する構図が生まれた。この動き以降セクト同士の対立が日常化していき、過激な暴力行動を伴う「内ゲバ」抗争の頻発という対立と紛争の構図が定着することになった。また、12月29日に加藤一郎総長代行と坂田道太文相が会談した後に、文部省（当時）が、大学側の意向を無視して1969年度の東大入試の中止を発表した。こうした紆余曲折を経て、1969年1月17日に加藤総長の要請にもとづいて機動隊が大学構内に導入され、籠城学生との間で激しい攻防戦が繰り広げられた末、安田講堂の封鎖が解除されるに至った（19日）。その後、2月に医学部のストライキが解除されたのに続いて、5月には授業が再開され、東大紛争は社会的には一応の終結を見ることになったのである。

＊特に有名なのは、1968年10月21日（国際反戦デー）に東京都新宿区で発生した新左翼を中心とする新宿騒乱事件である。明治公園と日比谷野外音楽堂で集会を行ったデモ隊は、角材等で武装しながら約2、000人が新宿駅に集結して、各所で機動隊と衝突し、新宿駅南口に放火して炎上させ、停車中の電車や信号機などの駅施設に投石を繰り返した。その後、2万人にのぼる野次馬が参加したことで騒動は一気

に拡大化し、駅構内が大規模に破壊された。それにより、新宿駅に接続する国鉄（当時）などの交通機能が麻痺状態に陥り、約１５０万人の通勤や通学などの利用客が影響を受けることになった。警視庁公安部は、10月22日午前０時15分になって騒擾罪（現在の騒乱罪［刑１０６条］）の適用を決定し、７４３人を逮捕して事態はようやく終結を見た。

東大精神科医局の解体

東大紛争が終結する前の１９６８年10月14日に、全国の医学部の先陣を切って東大精神科の医局が解体（１１９名）されたのに続いて、21日には１０２名の医師による東大精神科医師連合（東大精医連）が新たに結成された（**東大精神科**・39頁以下）。臺を告発した石川（精医連委員長）によれば、解体当時の東大の医局講座は、教授、助教授、専任講師、外来医長講師（病院講師）、病棟医長講師（病院講師）、医局長、非常勤講師、講座助手、上級助手、循環助手（2年交代）、大学院学生、無給研究生、有料研究生（月謝を納入）、実地修練生（インターン）の14段階からなる厳然としたヒエラルキーを構成するものだったと言われる（**石川a**・27頁）。当時の東大医学部

における このような医局講座制とその階級制・閉鎖性こそが、精神病院の手術室を中心とする密室（手術室でない場合も多かった）で実施されるロボトミーの実験的性格を促進し、生体実験や生体研究を可能にしたものと指摘されている（**シンポジアム**・571頁〔岡江晃〕、595頁〔石川清の発言〕）。

こうした医局制に見られた事情は、当時の東大精神科と特に密接な関係にあった松沢病院についても顕著であり、石川が告発した臺実験が松沢病院でのロボトミー手術に関連していたのも決して偶然ではない。医局講座制こそが諸悪の根源であるとの認識は、臺告発に踏み切った石川の問題意識（**石川a**・28頁）であり、こうした指摘は石川以外にも見られる（**日比**・20頁以下）。なかには、「研究のために患者さんをモルモット扱いして業績を挙げて偉くなる……そういう構造を我々は医局講座制と呼んだ」としたうえで、「ロボトミーの問題は、我々医療の立場からは医局講座問題とむすびついてい［た］」と率直に明言する立場もあるし（**安藤**・240頁〔富田三樹生のインタヴューでの発言〕）、「特に医局講座制というものが精神外科という手段を使って、一方では関連病院支配の形で患者抑圧に積極的にかかわり、一方では研究至上主義の立場で患者をモルモットにしてゆくという二重の意味での患者抑圧機構として大きな力をふるってきた」とする指摘も見られる（**中川（利）**・13頁）。

もっとも、医学部の医局講座制の実態について、当時の一般社会は、山崎豊子が週刊誌の『サンデー毎日』に連載した小説『白い巨塔』（１９６３年９月15日号～１９６５年６月13日号および１９６７年７月23日号～１９６８年６月９日号）で知りうる程度のものでしかなかった。また、大学の教員という立場を経験しながらも、私立大学の法学部と大学院の出身で、教員生活のほとんどを私立大学の法学部・法科大学院で過ごしてきた身には、現在でも、当時の東大医学部の医局講座制は想像すら及ばないものである。

医局解体後も続いた東大精神科内での対立と紛争

精神科の医局が解体されて、さらには東大医学部紛争に端を発した騒動が社会的に一応の決着を見た後も、東大精神科内での対立と紛争は依然として終息してはいなかった。医学部のスト解除や授業の再開による大学の正常化をまやかしであると断じて反発し批判した精医連は、臨床実習に反対して精神科病棟（赤レンガ病棟）を占拠するという挙に出た（３階建ての１階と２階の一部、計55室）。いわゆる「赤レンガ派」の誕生である。こうして、１９６９年９月以降、精神科病棟は赤レンガ派の自主管理のもとに置かれることになり、赤レンガ派以外の教室員は入院患者の診療から完全に排除され、外来患者の診療だけしかできない状況が生じた。他方、当時の東大教授であり学会理事長でもあった臺は、東大医学部執行部の一人として、精医連と全面的な対立関係にあった。また、共産党の指導と影響を受けた勢力も、臺を中心とする大学当局と医局講座制に賛同する立場をとり、赤レンガ派・青医連と真っ向から敵対していた。その一方で、赤レンガ派内部においても、「8名の助手公選」をめぐって常勤医の8名（いわゆる8人衆）が精神科医師連合を脱退したことにより（1970年8月31日）、深刻な対立関係が明らかになった（**学会だより**j・161頁以下、**シンポジウム**・931頁［富田三樹生］）。

こうした状況のもとで、精医連の委員長でもあった石川清講師が、1971年の3月に臺実験を告発したのである。また、9月30日には、精医連の医師が臺教授室を占拠するという過激な行動に出た。ここに至って、東大医学部紛争に端を発した精神科内の紛争は、「精神科医師連合と赤レンガ（病棟占拠）派」と「臺と8人衆を中心とする外来（教室会議）派」の間における2極対立と抗争の様相を呈するものとなった。また、後者に日本共産党・民青系の医師やその親派が多かったことから、精神科の紛争は政治的対立（政治運動）をも巻き込んだ騒動にまで及ぶものになっていた。そうした事情は、石川による臺告発のその後にも大きな影響を及ぼし、石川の告発を肯定的ないしは好意的に見る立場（**高杉**・75頁以下、**富田**・17頁以下、55頁以下）と、否定的ないしは批判的に見る立場（**金子**（**嗣**）・２３８頁以下）との間に深刻な対立を生むことになったのである。こうした複雑な状況は、１９７４年に臺が東大教授を定年退官した後も長く続き、１９９４年１月に診療統合が開始され、12月に赤レンガ派の活動停止声明が出された後、１９９６年６月の教室の組織統合でようやく最終的に解消されることになった。精神科の教室員が入院患者の診療から排除されるという異常な事態は、30年近くにわたって続いたことになる。

医学部紛争に端を発した東大精神科内における対立と抗争については、「治療とは何か、精神医療とは何か、精神科医療の根幹を問い直す激しい運動であったが、反精神医学を称えるこれらの運動も基本的には上級医師と下級医師のヒエラルキーの争いであり、患者の人権・権利について問い直そうという運動ではなかった」と指摘する向きもある（**高柳**・２２１頁）。当時の時代と経験を共有した精神科医のこの指摘が正しいとすれば、東大における精神科内の紛争は、患者を置き去りにしたところで繰り広げられていたということになる。その一端は、30年近くにわたって教室員が入院患者の診療から排除され続けたことに示されているのかもしれない。ただ、そうであっても、医局の解体に続く学会組織の改革、保安処分制度に対する学会の態度の変化に見られるように、東大精神科内の内紛は、その後に大きな成果をもたらす端緒であったことは否定できない。次に、それらについて見ていくことにしよう。

金沢学会（1969年）までの動き

東大医学部紛争に続いた東大精神科内の対立と抗争は、設立当初から東大精神科教室と緊密な関係にあった当時の学会を巻き込むもので（**シンポジウム**・934頁以下の年表［富田三樹生］参照）、学会での動向は臺告発とその対応にも大きな影響を与えるものであった。1902年に東京帝国大学の呉秀三（精神病理学講座主任教授）と三浦謹之助（第一内科学講座主任教授）を中心として創設された「日本神経学会」は、1935年に「日本精神神経学会」に改称した後も、理事長を東大精神医学講座の歴代主任教授（内村祐之、秋元波留夫、臺弘）が兼任したことからも明らかなように、東京大学精神科との緊密な連携のもとで運営されてきた。また、その具体的な運営と活動は、理事会が主導する評議員会を中心としたもので、一般会員の意見を反映する場としての総会は、長いこと、定足数や委任状の確認さえもが疎かにされるといった状況（慣習）のもとにあった（**星野**・６８７頁）。長年にわたるこうした状況のもとで、理事会・評議員会と一般会員の関係には大きな軋みが生じていたようである。そうした関係は、特に保安処分制度の導入をめぐる対応と議論に象徴的に示されており、１９６９年の金沢学会における大変革に向けた布石になっていた。

日本の刑事司法は、１８８０年制定の旧刑法および１９０７年制定の現行刑法を通じて、犯罪者対策として、一貫して刑罰一元主義（犯罪者を刑罰だけで処遇する）を採用してきた。そのため、責任能力が認められない触法精神障害者は、刑罰による制裁の対象とすることができず（刑39条1項）、１９５０年制定の精神衛生法が強制入院制度を導入するまでは法的対応ができない状況に置かれていた。こうした状況は現行刑法制定直後から不都合なものと考えられており、１９２６年の「刑法改正ノ綱領」（臨時法制審議会決議）は、保安処分制度をすでに導入していた当時のドイツ刑法（わが国の現行刑法の範となった）などに倣って、責任能力を欠く精神障害者などに対する保安処分制度（刑罰によらない処遇）の導入を提言した。その後、１９４０年の「改正刑法仮案」（刑法並監獄法改正調査委員会総会決議及留保条項［刑法総則及各則未定稿］）を経て、刑法改正準備会が「改正刑法準備草案」（１９６１年）を策定したことによって、触法精神障害者を対象とする治療処分（１０９条1号）の導入が現実味を帯びてきた。

準備草案をめぐる政府と刑法学界での急激な動きを背景として、1961年の第58回学会総会において、触法精神障害者に対する「保安処分問題に関して本学会が意見を求められる可能性があるので、委員会を設置する」必要があるとの認識のもとで、保安処分制度を専門的に検討する委員会（保安処分の基礎問題研究委員会）を設置することが決定された（**雑報**・669頁）。これが、学会誌に「保安処分」の用語が登場した最初であった。その翌年には、東京医科歯科大学教授の吉益脩夫（前東京大学教授）を委員長として、10名の委員から構成される「刑法改正問題研究委員会」を正式に発足させ（**雑報a**・379頁）、保安処分問題に学会として主体的に取り組むことになった。もっとも、その後の具体的な委員会活動の内容は、第59回総会（1962年）から第62回総会（1965年）までを通じて学会誌にも登載されず、学会員に報告された形跡も確認することができない。

1965年に、委員長が東京医科歯科大学教授の中田修（東京大学出身）に交代して「刑法改正に関する意見書（第1次案）」が策定され（**資料**・1052頁以下）、会員の意見聴取に付された。その内容は、準備草案の保安処分を大筋で容認するものであり、去勢までをも容認するという衝撃的な内容を含むものであった。去勢処分の採用が提案された背景には、当時の優生保護法が優生学的観点から、精神障害者に対する強制不妊手術を認めていたという事情が強く影響していたと言えよう。１９６６年には、第１回刑法改正問題に関する意見交換会が開催された後、「刑法改正に関する意見書（第２次案）」が評議員会に提出され、第２回の意見交換会を経て（**資料ａ・９２８頁以下**）、第１次意見書とほぼ同じ内容の「刑法改正に関する意見書（第３次草案）」が公表された（**資料ｂ・１１１頁以下**）。しかし、こうした一連の流れの中で、去勢の容認の是非といった激しい賛否両論が想定される論点についても、内容と議論の詳細が一般会員の前に提示されることは稀であり、委員会レベルと評議員会での対応が一般に学会の態度と見なされていたのである（**学会だより１・４５３頁参照**）。

このような、閉鎖的で独善的とも言いうる学会運営に対して批判が起こるのは、当然の成り行きであったと言えよう。１９６７年代に入ると、保安処分に対する学会の態度は慎重なものへと変化し、10月に設置された「学会法律関連事項委員会刑法・少年法に関する小委員会」（廣瀬貞雄委員長）は、１９６８年7月に、全員一致で、「保安処分を論じる前に、現行精神衛生法の再検討が必要」であることを確認した（**学会だよりｂ・７５０頁**）。これによって、保安処分に積極的であると見られていた従来の学会の態度は大きく変化することになった。学会の態度が変化するまでの時期、東大では赤レンガ派が反保安処分戦線の拠点であり続け、その中心であった東大青医連とその親派の精神科医が学会内での保安処分反対論を牽引していた（**シンポジウム・933頁**［富田三樹生］、**学会だよりn・727頁**）。

金沢学会

保安処分問題について一応の方向性が見られるようになった一方で、東大紛争の大きな争点であった学会認定医問題（**学会だよりa・72頁以下**）の扱いが、金沢学会における学会変革（理事会と評議員会の一新）の直接的な引き金になったと言われている（**阿部・144頁以下**）。学会認定医については、「我国における精神科医療の将来の発展と質的向上のためには、十分な訓練を受け熟練した精神科医の育成が不可欠の要請である。本学会は精神科医育成のための具体的な計画を立案し、認定医制度実施のための準備をすすめ、具体的内容を十分検討した上で、その発足の時期を総会にはかって決定する」という臺理事長名での提案が第65回学会（長崎）の総会に提案される予定になっていた（**学会だよりa・72頁**）。しかし、その後、実質的な議論を深めることもないまま、大きな反対に遭って議題にならなかったという経緯があった（**日

本精神a・380頁）。こうした背景のもとで開催された金沢学会（1969年5月）は、関西精神科医師会議のパンフレット『学会を告発する』の公表に象徴されるように、学会粉砕を叫ぶ会員によって大混乱をきたし、学会恒例の学術講演などを一切行わずに、理事会、評議員会、総会のみを実施するという「異常」とも言うべき事態になったのである。

総会の前日（5月19日）に開催された理事会と評議員会は、前年度の学会で行われる予定であった学会認定医（専門医）制度の理事長提案が実現しなかったことに対する理事会と評議員会の責任問題で紛糾して時間切れとなり、急遽、翌日に公開評議員会を開催することを議決して解散した。これによって、翌日に予定されていたシンポジウム、一般講演、会長講演のすべてが中止となったのである（**学会だよりc**・517頁以下）。1、000名を超える傍聴者のなかで20日に開催された公開評議員会は、「学会認定医問題のとりあつかいに対する従来の理事会の態度をみると、理事会はすでに一般会員と隔絶しており、このような理事会を信任することはできない」とする理事会不信任案を可決して理事会の刷新を迫った（**日本精神b**［全頁にわたって総会議事録が収載されている］）。評議員会の議決にもとづいて理事会が解散した後、新理事の選任手続に移り、候補者として推薦された者のうち旧理事の辞退が認められたうえで、新理事20名が選出された。他方、翌21日に開催された総会では、評議員会のあり方が議論され、総会が現評議員会の解散を勧告した。これを受け、7月26日に開催された臨時評議員会で評議員会の解散が決議されたのである。

こうした一連の動きの結果、学会の幹部組織（理事会と評議員会）のメンバーが一新されることになった（**学会だよりc**・517頁以下、**日本精神b**・611頁以下、**山口／昼田**・96頁以下、**シンポジウム**・923頁以下［保崎秀夫］）。新たに選出された理事会は、総会において、「学会は学問研究の成果を発表、交流し、精神医学・医療の発展向上をめざす学術の場であると同時に、その成果をもとに、国民の健康を守るための社会的実践を行う組織でなければならない。両者は不可分に結合したものであり、そのいずれかに偏することは、学会の発展の障害となるであろう」とする「新理事会の基本的態度」の表明を行って、自由で開かれた学会運営を目指すことを明らかにした（**学会だよりd**・611頁以下）。また、保安処分問題に関しても、従来の態度を180度転換し、「従前の精神神経学会は刑法改正について、意見書（案）を提出して精神障害者の人権を守る立場をみずから放棄した」ものであったと総括したうえで（**資料c**・607頁以下）、今後は学会として保安処分に毅然と反対していく態度を明らかにした。ここに至って、「患者の人権・権利について問い直そうという運動ではなかった」とまで酷評された東大精神科内における対立と抗争から始まった学会改革運動は、保安処分問題を契機として、精神障害者の人権擁護を中軸とする運動へと決定的に変化したのである。

金沢学会の評価とその後の動き

金沢学会における理事会と評議員会の刷新という出来事は、東大紛争を背景として、イデオロギーの対立や政治的な動きが複雑に交錯したものであり、その評価は立場によって大きく異なりうる。ただ、金沢学会の騒動について、「日本医学会始まって以来の画期的なできごとであり、封建的な日本医学に黎明の鐘を告げたものであった」とする指摘は（**小林・74頁**）、一面の真実を衝いたものと言えよう。石川による臺告発も、従前の医局講座制の実態が石川の指摘したようなものであり、石川の告発の動きが医局解体よりも前のことであったとすれば、それは一介の講師が主任教授を告発するものにほかならず、当時の厳格な医局講座制の壁に阻まれて封殺されていたであろうことも想像に難くない。また、学会組織の変革がなかったとすれば、石川の告発は、当時の学会理事長に対するものとして、ありえない動きであったとすら言われている（**小林**・75頁）。その意味で、新体制になった理事会（保崎秀夫理事長［慶應義塾大学精神神経科教授］）に対して行われた石川の質問と告発は、東大紛争の結果（医局講座制の解体）と学会改革の当然の帰結でもあったのである（**シンポジウム**・919頁以下［小澤勲］、923頁［保崎秀夫］、927頁［山本巌夫］、931頁［富田三樹生］、963頁［大越功］、参照）。

また、こうした動きは、その後の人体実験をめぐる議論（批判）へと繋がるものであり（**富田**・154頁以下）、1973年学会の総会における「人体実験の原則」採択の布石になった。東大医学部紛争とそれに続く東大精神科内での対立と抗争、さらにはそれらと密接に関連し合っていた学会改革をめぐる動きは、まさに、精神医学界における「生みの苦しみ」を思わせる出来事であった。新理事会が保安処分に対する態度を大きく転換したことを受けて、1969年11月には、刑法・少年法小委員会が、保安処分に無条件で全面的に反対する態度を表明した（**学会だよりe**・1339頁）。それに続いて、翌年の4月に「保安処分制度新設に反対する決議（理事会案）」が提出（**学会だよりf**・541頁）され、1971年6月15日開催の第68回学会総会において、保安処分反対決議が可決されるとともに、それまで一般に学会の見解と見られていた刑法改正問題研究委員会が作成した意見書案を廃棄する付帯決議も可決された

（**学会だよりg**・537頁以下、**日本精神d**・739頁以下）。これにより、その後の学会は、7月に「保安処分に反対する委員会」を発足させ（**学会だよりh**・608頁）、保安処分制度導入に絶対的に反対する態度を採り続けていくことになる（**学会だよりi**・739頁以下、**学会だよりj**・151頁）。

そうした学会の動向は、その後の刑法学界における議論にも大きな影響を与えることになった。もっとも、第68回学会総会における保安処分反対決議については、その無効性を指摘する立場も見られ、学会をめぐる紛糾した状況は完全には解消されていなかった＊。特に、保安処分に関する学会の動きについては、政治的な動きの結果であるとする法律家も少なくない（**鈴木**・213頁、**宮沢**・105頁、**森下**・24頁、**植松a**・26頁以下、**植松b**・3頁以下）。しかし、その後は、改正刑法草案（1974年5月29日法務省法制審議会総会決定）が実現することがなかったため、保安処分制度の導入をめぐる議論は、学会においても中途半端なままで沙汰止みになってしまった。それ以後、触法精神障害者の処遇をめぐる議論は、心神喪失者等医療観察法の制定による司法精神医学的対応をめぐるものになっていく。そうした動きは、刑事司法への精神医学の関わり方や精神病質者の扱いなどの論点を中心として、精神医学界にとって重要なものである（**研究と人権c**・424頁以下）。しかし、それは本書の直接の関心事ではないし、医療観察法が制定されて一応の決着を見ているので、本書においては割愛する。ただ、すでに指摘されているように（**東**・154頁）、医療観察法による処遇として、精神外科的手法が完全に排除されているわけでないことには注意しておかなければならない。

＊当時の学会の定款によれば、総会は会員の10分の1以上の出席で成立するとされていた（35条）。したがって、第68回総会は、会員数4、608名（1971年3月31日現在）のうち461名の出席によって成立するところ、保安処分制度新設反対は、挙手による採決の結果、賛成446名、反対2名、保留4名（合計452名）で可決されたものである（委任状出席の扱いの記述なし）。また、刑法改正問題研究委員会の意見書案を廃棄する付帯決議についても、賛成360名、反対3名、保留71名、委任状8名（合計442名）で可決されたものであった。したがって、いずれの決議についても、461名の総会成立要件の定足数を満たしていなかったことに着目して、決議は無効であったと指摘する見解がある（**秋元**・738頁、**秋元a**・298頁以下、**勢藤**・77頁以下、**仲宗根**・42頁以下、参照）。たしかに、筋論からすればその通りであるが、定足数にわずかに足りない参加者の圧倒的多数（98％強）が保安処分に反対

の意思表示をしたという事実は、学会全体の意向を示したものであったと言ってよいであろう（**学会だより１・２９８頁**）。

ヘルシンキ宣言

石川の告発対象となった臺の研究が行われた当時（１９５１年）、人の生体を対象とする研究を規制するルールとしては、「ニュルンベルク綱領」が存在するだけであった。ナチスによる戦争犯罪の人体実験を念頭に置いて策定されたニュルンベルク綱領は、画期的な内容のものであったが、当時は必ずしも一般化するまでにはなっていなかった。他方、石川による告発の時点（１９７１年）では、医学研究の倫理原則として、１９６４年に世界医師会が策定した「ＷＭＡ ヘルシンキ宣言：ヒトを対象とする医学研究の倫理諸原則」が公表されており、すでに医学研究に関する一般的な倫理指針としての地位を獲得していた。そのため、研究の実施時には存在しなかったヘルシンキ宣言も、研究の妥当性や適切性を事後的に検証ないし評価するに当たっては参照されるべきものとされ、学会のもとに構成された臺研究の検証委員会もそのようなものとして扱った。ヘルシンキ宣言は、その後、１９７５年、１９８３年、１９

89年、1996年、2000年、2008年、2013年の改訂を経て現在に至っているが（日本医師会による最新版の訳として、https://www.med.or.jp/dl-med/wma/helsinki2013j.pdf）、石川による臺告発当時のそれは第1回改訂前の最初版である。当時の宣言の内容は、Iの緒言において、原則に関する6か条（A）、定義に関する7か条（B）、医師による人体実験が問題になりうる3類型（C）、Ⅱの倫理規約において、一般規約に関する7か条（A）、もっぱら患者の利益のための処置に関する5か条（B）、患者の利益と医学的進歩との関係に関する13か条（C）、科学的知識の増進のためだけの処置に関する14か条（D）、から構成されるものであった（**日本精神f・869頁以下**）。箇条書きの宣言の具体的な内容は詳細にわたり、網羅的に記すことはできないが、その概要は次のようなものである。

IのAとの関係では、人間の基本的人権は、承諾がない限り、いかなる利益のためにも犠牲にされてはならない、医師の主要な義務は患者の健康と福利の増進にある、医師は患者（被験者）に対して必要な情報を提供しなければならない、IのBとの関係では、人体実験、医師と患者との関係、自由な意思による同意、実験的医学的処置、患者、医師、被験者の定義が明示され、IのCとの関係で、人体実験の種類として、もっぱら患者の利益だけを目的とするもの、患者の利益と科学的知識の開発を目的とするもの、科学的知識の開発だけを目的とするもの、が明示されていた。

Ⅱ のAとの関係では、人体実験に先行する動物実験の必要性、資格のある医師の指導・監督・管理の必要性、効果に相応しない危険がある場合の中止、医学上のあらゆる安全保護対策の必要性、同意の自由性と任意性の保障および同意撤回の自由の保障、被験者のために必要がある場合の中止、が規定され、Ⅱ のBとの関係では、すでに有用性が証明されている処置に関する研究の禁止、人体実験であることの公表の必要性、本人または代諾者による同意（承諾）の必要性、十分な情報にもとづく同意（インフォームド・コンセント）の必要性、正当な動機にもとづく研究における結果やデータの公表の自由、が明示されていた。

さらに、Ⅱ のCとの関係では、被験者の福祉の優越性、患者の利益の優越性、安全性を確保したうえでの実施、信頼に足りる仮説の存在、研究者の熟練性、本人または代諾者による事前同意の必要性、同意権者に対する十分な情報の提供、同意能力が害されている者に対する研究の原則的禁止、参加のための誘因の許容性とその内容、軍人・政治犯以外の者に対する非任意的な「実験的研究」の禁止、軍人・政治犯に対する「人体実験」の禁止、偽薬（プラセボ）を用いることの情報提供、が規定され、Ⅱ のDとの関係では、被験者自身の利益ではないことの告知、危険性についての情報提供、高度の訓練と経験・知見を有する者による実施、副作用からの予防と保護、二重盲検試験の実施の要件、できる限りの文書同意の取得、同意能力が害されている者に対する研究の排除、軍人・政治犯以外の者に対する実施のための条件、参加を拒否する場合の適切な医療措置の保障、参加のための誘因の許容性とその内容、軍人・政治犯への人体実験の許容性、医師の指導を条件とする有資格生物学者の関与の許容、治療や回復の見込みがない場合の研究の禁止（過失による場合は例外）、が規定されていた。

制定当初の宣言は、軍人と政治的犯罪者に対する非任意的な実験や研究の一部を許容する点など不完全で不徹底な部分も見られたが、その後の数次にわたる大幅の改訂を経て、簡潔で分かりやすい体裁になり、内容的にも適切なものになっている。現在の医学研究における倫理審査の前提とされている所以である。もっとも、告発対象となった臺の研究が実施された時点では、ヘルシンキ宣言が存在していなかった。そのため、もっぱら医学的知見の獲得を目的とする研究や被験者からの同意ないし代諾を得ない研究の実施であっても、必ずしも厳しい目が向けられていなかったであろうことは想像に難くない。告発を受けた臺とその親派による反論は、まさに当時の認識を前提として、「医学的貢献」を強調するものであった。

また、臺らにとっては、研究当時に存在していなかった事後的ルールを前提として批判されるのは、「不意打ち」的なものと感じられたのかもしれない（刑事司法における「事後法の禁止」的な発想）。しかし、過去の研究の是非や可否を検証することは学問や研究の進歩にとって必要不可欠なものであり、その際に最新の基準を用いるのも当然のことと言わなければならない。そうした態度が否定されるならば、学問や研究の進歩は望むべくもない。それは、非犯罪的であった行為を事後法によって処罰することとは「似て非なる」ものである。たとえ、事後的検証によって研究当時の名声が損なわれるようなことがあったとしても、それはすべての研究者が甘受しなければならない宿命である。告発に対する臺とその親派による反論は、真摯な研究者の態度として適切なものだとは思われない。

3 「臺実験」告発に対する学会（員）の反応

委員会による検証

石川からの質問と告発を受けた学会は、質問書に対しては直接的に対応しなかったようであるが、告発については、理事会のもとに「石川清氏よりの台氏批判問題委員会（仮称）」を設置して対応することとした（**学会だより**ｉ・２９５頁）。委員会は、小池清廉（三重県立高茶屋病院）を委員長として、成瀬浩（国立精神衛生研究所）、菱川泰夫（大阪大学）、山本巖夫（東京家庭裁判所）の４名が担当理事として入ったほか、公募によって、川合仁（京都大学助手）、立津政順（熊本大学教授）、浜田晋（東京都精神衛生センター・都立松沢病院）、宮下正俊（東京大学病院）、吉田哲雄（都立松沢病院）、青木薫久（根岸国立病院［当初は参考人］）、町山幸輝（東京大学助手［当初は参考人］）が加わった。委員と参考人のほとんどが精神医学を専攻する中堅の精神科医であり、川合・成瀬は神経化学専攻、立津・浜田・宮下・吉田は神経病理学専攻、菱川・町山は神経生理学の専攻であった。委員会は、１９７１年12月から１９７３年２月に及ぶ合計12回の会合において討議が重ねられ、中間報告と最終報告が公表されている（**小池**・３頁以下参照）。

前半６回までの委員会の経過をまとめた中間報告においては、委員会の方針を明示したうえで、人体実験に関するニュルンベルク10原則とヘルシンキ宣言を参考として、臺実験における同意・侵襲・研究目的の論点を中心に検討したことが示された。委員会は、石川による臺告発を、臺とその親派が主張するような私的なもの（臺に対する個人攻撃）として取り上げるのではなく、臺の実験研究の問題であると同時に、医学における臨床研究のあり方の基本的な問題を提起したものとして取り上げることにしたのである。検討の結果、同意については、被験者からの同意取得がなかったことを一致して遺憾なものとし、侵襲の程度については、たとえ少量（１g程度）でも無視できないとする見解が多数を占めた。他方、研究目的については、医学研究として高く評価する立場と人体実験として厳しく批判する立場の違いが鮮明にされていた（**日本精神**e・９２０頁以下）。

その後、第７回以降の議論を経て、委員会は、「人体実験の原則よりみた台実験の総括」として、脳剔出手術の主な責任者を臺であることを一致して認めている。また、特にロボトミーについては、それが治療として有害無益に等しいことが確認されている。しかし、その一方で、被験者の同意（の要否）、被験者への被害（侵襲の程度）、精神外科の位置づけ、研究の意義の論点については、臺実験を否定的ないしは批判的に見る立場が大勢を占めたものの、臺実験を擁護する少数意見も強く見られた。そのため、委員会の結論としては、両論を併記する扱いとし、理事会に報告書を提出することになったのである（**学会だよりj**・１５９頁、**日本精神f**・８５０頁以下参照）。

「人体実験の原則」の提案

臺実験を批判する立場が大勢を占めた委員会報告は、臺実験の批判的な検証だけにとどまらず、さらに踏み込んだ形の「人体実験の原則」を提案するものになっていた（**日本精神f**・８６３頁以下、**小林**・71頁以下、**小池a**・44頁以下、**八田**・４１５頁以下）。それは、「人間を対象とする医学においては、人間における試みが必要であり、動物実験によって完全に代用させることはできないから、一切の人体実験を廃止することは不可能である」とする基本的認識を前提としたうえで、「強調すべきは、医学は科学である以前に、その対象が医師や研究者と同じ尊厳性を有する人間であるということである。彼らの人権を自らの人権と同様に尊重することなしには、医学や医療の実践や研究はその意義を失うばかりか、かえって有害なものとなる。人間の尊厳を忘れた医師や研究者の態度は、研究至上主義あるいは悪しき科学主義をうみ、医学や医療をその真の目的から逸脱させてしまう」として、「人体実験の原則とは、このような研究至上主義を防止し、これとたたかうために、個人の人権の立場から、医学や医療の研究活動に一定の制限を加えようとするものであり、ここに人体実験の原則の本質がある」とした。その具体的な内容は、ヘルシンキ宣言に述べられた内容を敷衍したものであった。

ただ、ここで特筆すべきなのは、委員会が、「人体実験の原則」の一部として、特に「精神障害者における人体実験の原則」を提言したことにある。その内容は、「社会的にいちじるしい差別・抑圧のもとにある精神障害者の人体実験においては、彼等の人権を擁護するために、特別に慎重な配慮が必要となる」、「保護義務者・親権者が真にその精神障害者の利益を代表しているかどうかにわかに判断しがたいことがあることをとくに考慮しなければならない」、「実験の妥当性の判断とその承諾については、精神障害者の利益を真実に、かつ正当に代表しているとみとめられる保護義務者・親権者によって代理ないしは補足されなければならない」とする前提から、人体実験に対する被験者および被験者の利益を代表している者（保護義務者や親権者）の自発的同意の必要性、被験者とその利益を代表している者に対する事前の説明（実験の期間、目的、手段、内容、結果の処理、特に被害や影響）の必要性、中止を求める権利の保障、一般健康人に対する実験や動物実験などにもとづく必要で可能な検討と準備の必要性、非精神障害者でも可能な実験においては非精神障害者を優先する扱い（精神障害者に対する人体実験は被験者が罹患している精神障害に関する実験に限定される）、拒否または意志（ママ）表示が困難な重症精神障害者に対する実験の非許容性を前提とする特別な例外性、を提言した。そのうえで、「人体実験を事前に検討し、人権上問題となる医学研究を未然に防止し、また、人体実験に関する経験を総括点検するために、少なくとも精神神経学会として委員会を常設することが望まれる」としたのである。

委員会報告と理事会・評議会での扱い

委員会から報告書の提出を受けた理事会は、名古屋学会の開催（１９７３年５月）に先立つ３月24日に理事会を開催して、７点に及ぶ見解をまとめた。それは、①大脳皮質採取を含む実験の責任者は臺である、②議論の余地はあるものの、過去20年間の経過からして、ロボトミーは治療法として肯定できない、③大脳皮質採取は、ロボトミーによる侵害に加えて、さらなる侵害を潜在的ないしは顕在的に加える行為であり、実験が被験者の直接的利益を目指していない以上、さらなる侵害を否定する根拠が示されずに行われたことは、実験の基本的な欠陥である、④本人および家族の実験に対する同意を得ていなかったことも、実験の基本的な欠陥である、したがって、⑤以上のような医療・医学の原則を逸脱した大脳皮質採取を含む実験は、医学実験として認めることができない、⑥この実験を容認し、臺の論文を学会誌に掲載したことは、学会および精神科医の倫理観の欠如を示すものであった、⑦学会は、医学実験のあり方について、今後も検討を続け、このような逸脱行為を防止する手段を確立しなければならない、というものであった（**学会だよりk・389頁**）。これは、委員会報告の基本路線を継承したうえで、さらに踏み込んだ内容のものになっていた。また、これは、石川が理事会に宛てた意見書に答えるものでもあった。

この理事会見解は、賛成10人、反対4人で支持されて翌日の評議員会の議事に付されが、評議員会においては、賛成37、反対34、保留4、白票1で、出席評議員79人の過半数（40票）に達せず、議論は次回の評議員会に持ち越されることになった（**学会**

だより k・３８７頁）。４月28日・29日に開催された評議員会での議論においては、前回の評議員会まで根強く残っていた臺とその擁護派による証拠論の主張（実験による不利益の証拠を示せ）に反論する形で、松沢病院の医師で委員会委員でもあった吉田から、正規の保管場所以外から発見された２例の患者死亡例のカルテと１人の脳の小片標本が示され、詳細にわたる報告が行われた（**吉田**・31頁以下）。吉田の報告に接した後の評議員会の雰囲気は、全体として大きく変化したと言われる（**西山**・２８２頁以下）。あまりに生々しい死亡例の衝撃的な報告に接して（**高杉**・77頁以下参照）、評議員の多くは、もはや、患者の状態の鎮静（利益）が生命喪失（不利益）に優越するとまでは主張（強弁）できなかったものと思われる。その結果、29日の投票においては、出席評議員98人中、議長を除く97人が投票を行い、理事会の結論に賛成72、反対３、保留21、白票１の圧倒的多数で、臺実験批判が可決されることになった（**富田 a**・６４６頁以下、**星野**・６８６頁以下）。この決議は、５月１日の学会総会（委任状なしに成立した最後の学会と言われている）においても、賛成４０２、反対11、保留１４９、棄権４で承認されている。

ただ、この時点においても、東大精神科内の対立から続いた政治的対立は根深いものがあり、日本共産党の機関紙は、29日の評議員会の議論を主導した６人の精神科医の実名と職場を明示したうえで、「トロツキスト」呼ばわりまでして批判した（１９７３年９月１日付赤旗）。また、強力な臺擁護派であった金子は、臺だけが告発対象とされ、共同研究者の江副が告発されなかったことを根拠として、「東大精神科の赤レンガ側の石川が、台教授のあらさがしをするといった低次元の戦術的なものであった」とまで明言している（**金子**（**嗣**）・２４９頁）。その一方で、このような政治的で感覚的な批判的言動に対しては、「タテマエとしてだけでも『左翼』を名乗る人々が、精神障害者や、貧困層を対象とした人体実験を『学問の進歩』として許容し、脳をとられる側、の問題を完全に見ようともせぬ実態が「あった」」とする倫理的観点からの指摘が見られる（**高杉**・１１４頁）。

ロボトミーとそれに付随する実験の是非と評価は、本来的には、政治的立場とは無関係に、医学倫理上の問題として議論されるべきものである。それが、東大の精神科紛争に関連する政治的紛争に巻き込まれてしまった点で、当時の精神医学界にとって大きな不幸な問題であったことが如実に示されている。特に、一般的には「人民の味方」を標榜している共産党支持者が、被術者の人権を無視ないしは軽視したロボトミー手術に好意的な態度を示していたことには、驚きを禁じ得ないとともに、東大精神科をめぐる政治的対立と感情的な対立の根深さを感じずにはいられない。

さらに、告発の対象であった臺自身は、後の回顧録において、共同研究者であった江副の遺品の中から発見された実験ノートにもとづいて、吉田が報告した「死亡者の手術は、[告発対象となった＝引用者挿入]論文報告の後に行われたものであるばかりでなく、その日には組織代謝実験は行われていないことが明らかになった。……告発者は架空の脳組織採取について私を非難したのであった」と反論している（臺・303頁）。しかし、石川が告発し、学会レベルで否定的に評価されたのは、ロボトミー手術に関連した実験それ自体の是非であった。対象者の死亡は、きわめて重大な出来事ではあるにしても、検証の一部にすぎなかった。また、自身の回顧録での記述ということを割り引いて考えても、この事実の摘示をもってロボトミー関連実験それ自体が正当であったとすることはできない。さらに、ロボトミーに関連して死亡した患者のカルテが正規の保管場所以外で発見されたり、死亡の経緯等についての当事者の記憶が曖昧であったりする点（この点は臺自身が認めている）は、患者の尊厳に対する自覚の乏しさを感じざるを得ず、暗澹たる思いにさせられる。学会賞を授与された研究業績の輝かしさとは別に、患者の死亡に対する精神科医としての感性そのものが疑われるところである。

4　精神外科の否定とその後の動向

精神外科の否定

　精神外科を否定した学会は、その後、臺実験否定決議と委員会の人体実験に関する提言にもとづいて、ロボトミーを中心とする精神外科、さらには人体実験一般のあり方について対応を続けていくことになる。臺実験批判決議が採択された翌年に開催された第71回学会では、「戦後日本の精神医療・医学の反省と再検討」をテーマとしたシンポジアムが開催され、その一部として精神外科が取り上げられている。そこでの（症例）報告は、全体として、ロボトミーをはじめとする精神外科手術に否定的ないしは消極的な立場で占められていた（**シンポジアム**・548頁以下の各報告［吉田哲雄、藤縄昭、大津正典、石井翼、野瀬清水、宝積己矩子／井上正吾、田野島隆、岡江晃］参照）。ロボトミーを主体的ないしは積極的に推進してきた医師からの報告が見られなかったことに違和感があるが、その理由は、大会長からの出席要請にもかかわらず推進派の医師らが参加しなかったという事情にあった。そうした対応の背景には、ロボトミーを前提とする臺実験が厳しく批判されたことの影響が強かったと言えよう。また、積極派の立場としては、この時点でロボトミーに肯定的な結果を積極的に提示できなかったのかもしれない（**横井ほか**・１０２１頁以下）。シンポジアム以後に公表された追跡調査の報告も、ロボトミーに否定的な結果を示すものであった（**阪本**・２０１頁以下、**足立ほか**・２８５頁）。なお、シンポジアムにおいて、短時間ではあったものの、患者および患者支援団体からの発言が認められたことは、１９５０年代に漫然と認めてきたロボトミーに対する学会の態度が、大きく変化したことを示すものとして注目に値する。

シンポジアムが開催された１９７４年大会の評議員会においては、さらに進んで、「精神外科廃絶の決議」がなされている（**日本精神g**・２０６頁以下）。それにもとづいて、１９７５年5月13日の第72回学会総会で「精神外科を否定する決議」が提案された（**日本精神h**・５４１頁）。それは、「精神外科は、戦後の一時期ロボトミーを中心として日本でも広範に行われ、さまざま悲惨を残した。そして現在なお、進行する保安処分体制の中で、極めて現代的な意義を持ちつつある。それゆえ、現時点において精神外科に対するわれわれの基本的態度を打ち出す必要がある」ことを提案理由として、「精神外科とは、人脳に不可逆的な侵襲を加えることを通して人間の精神機能を変化させることをめざす行為である。かかる行為は、医療としてなさるべきでない」ことを内容とするものであった。この提案は、４７５人の出席者のうち、賛成４３７、反対０、棄権38の圧倒的多数で可決された。ここに至って、臺実験の告発に端を発した精神外科の見直しの議論は、より一般的な形で結実することになったのである。

こうした学会の動向にもかかわらず、厚生省の治療指針においては、精神外科が依然として「治療法」のひとつとされており、当時の保安処分制度新設の動きのなかでも、精神外科が「治療法」として登場する可能性を完全には否定することができなかった。そのため、学会評議員会は、「精神外科を否定する決議」を徹底するために「精神外科廃絶に向けての決議（案）」を提案した（**学会だよりm**・３３３頁）。この提案は総会での決議にまでは至らなかったようであるが、この段階（時点）では、保安処分を中軸とする刑法改正は事実上すでに断念されており、学会の懸念が現実化することはなかった。その後の心神喪失者等医療観察法においても、観念的な可能性の問題を別にすれば、精神外科が司法精神医療の治療法として利用される途はすでになくなっている。

世間におけるロボトミーの認知

臺に対する石川の告発まで、日本におけるロボトミー手術は、閉鎖的な精神科医療現場に定着してはいたものの、その実態が世間に知られることはほとんどなかった。しかし、石川の告発が新聞によってセンセーショナルに報道されるとともに、民事の損害賠償請求訴訟が提起され、東大精医連を中心とする精神科医らが訴訟に協力するようになり、ロボトミーの問題性が広く社会にも知られるようになった。その象徴的な例が、漫画家の大御所と言われる手塚治虫（１９２８年〜１９８９年）の『ブラック・ジャック』（週刊少年チャンピオン連載、秋田書店）をめぐる問題である。手塚は、医学博士の学位を持つ異色の漫画家として、『ブラック・ジャック』をはじめ、多くの作品で医学・医療問題を積極的に扱い、社会に対して問題提起を続けてきた。そのなかに、ロボトミーを連想させる脳手術が描かれた作品があり、一部で大きな社会問題となったのである（**安藤**・１５７頁以下）。

直接的に問題となったのは、第１５３話「ある監督の記録」（１９７７年1月1日号掲載）であった。脳性麻痺の青年をブラック・ジャックが脳手術で治療したという内容に対して、脳性マヒ障害者の「全国青い芝の会」、ロボトミー被害者の支援団体

「ロボトミーを糾弾しＡさんを支援する会」が「障害者に対する偏見から、生体実験として学会でも否定されているロボトミーを美化している」と批判し、厳しく糾弾した。その後、東大精医連がその動きに同調したこともあり、この作品は、当時のロボトミー否定の動き、さらには精神科医療体制の改革を標榜する「運動」のシンボルとして扱われるものになった。ただ、そこでの批判は、ロボトミーという用語とそこから生じうる可能性（特に刑法改正における保安処分への利用可能性）をターゲットとしたものであり、作者の手塚自身にはそのような意図は全くなかった。

また、それ以前の第41話「植物人間」（１９７４年９月23日号掲載）は、海難事故で心停止した者の脳機能の存否を確認するための予備的段階として頭蓋骨切開（「ロボトミー」のルビが振られている）を実施したという内容のものである。この作品は、新書版の単行本第４巻（１９７５年３月30日発行）には採録されたが、１９７７年以降は第70話の「からだが石に…」に差し替えられている。

さらに、第58話「快楽の座」（１９７５年１月20日号掲載）は、数年来にわたって笑い顔を見せなくなった少年に、ブラック・ジャックの強い反対にも関わらず、母親の依頼で脳神経を刺激する装置のスチモシーバー＊を埋め込んだ後、一時は快活になった少年が狂暴化して施術者に重傷を負わせ、母親にも襲いかかったため、ブラック・ジャックが隙をみて麻酔薬を注射して装置を取り出したという内容のものである。その実質は、人体実験を非難する作品であったが、手塚自身がスチモシーバーの埋め込みをロボトミーの一種と見なしていたことが明かにうかがわれた。そのため、この作品は、週刊誌での初出以降、単行本での公表がない「幻の作品」となっている。第41話と第58話のこうした扱いは、いずれも、第153話に対する社会の一部の過激な反応に接した手塚自身が、その後の公表を遠慮したということなのであろう。

このような点にも、ロボトミーが、当時の政治的な運動と無関係ではありえなかったことが如実に示されている。

＊スペイン出身のイェール大学教授の脳科学者デルガード（Jose Manuel Rodriguez Delgado）が、１９６０年代に開発した装置で、脳に電極を埋め込んで微弱な電流を流して脳の活動を制御できるとされた。「脳埋込チップ」とも呼ばれる。１９６３年の実験では牛の脳に埋め込み、リモコンで自由に操れることを実演して見せた。この実験は大々的に報道され「脳を外部からコントロールすることによって動物を思い通りに操ることが出来る」と話題になった。その後、脳性麻痺やパーキンソン病の患者に試みられ、一定の成果があったとされた。１９７４年にはアメリカ国内

で激しい批判に遭い、デルガードは追放同然にスペインへ帰国し、マドリード自治大学医学部の教授となった。その後、１９８０年代には、チップを脳に埋め込むことなく、外部から電磁気パルスを送ることによって、同様の機能を発揮する装置を発明している。

臨床研究に対する学会の関わり

１９８４年5月開催の第80回学会総会（福岡）に際して、理事会と評議委員会は、１９６９年の金沢学会以来の課題であった精神医療・医学の点検作業が依然として不十分なままであるとの認識にもとづいて、特に精神科領域における人間を対象とする実験研究の点検に主体的に取り組むことを決定した。それにもとづいて、１９８４年6月30日の理事会において、「研究と人権問題委員会」を正式に発足させ（**学会だより**o・６１９頁以下、６２６頁以下）、人を対象とする医学研究の倫理的な問題に積極的に取り組むことになった。以下、委員会活動の代表的なもの（いずれも岐阜大学精神科を舞台とした事案）について、学会の対応に言及しておこう。それらの対応には、ロボトミー手術や精神外科を超えた研究倫理問題について真摯に取り組もうとする学会の姿勢がよく示されている（**八田・415頁以下**）。

まず、第80回の学会総会で問題提起されていた「岐阜大学神経精神科における胎児解剖研究」は、岐阜大学精神科の非常勤医師が岐阜大学に同意入院（転院）してきた妊娠中の患者に対して人工妊娠中絶手術を実施した後、摘出された胎児が岐阜大学病理学教室において解剖され、その脳がハロペリドール濃度測定などの研究材料にされたという事案で、国会でも取り上げられた事案である。委員会は、詳細な検証を経たうえで、結論として、3点にわたる法的問題点（当初の措置入院の濫用の可能性、転院の非任意性、優生保護法［当時］の濫用の可能性）と8点にわたる倫理的問題点（人工妊娠中絶におけるインフォームド・コンセントの不存在、人体実験としての実質、周到な準備や予備研究の不存在、研究目的の不適切さ、事前説明の不十分さと同意取得の不適切さ、調査への対応の不適切さ）の事実を明らかにした（**研究と人権・573頁以下**）。

また、「プロスタグランディンE2投与治験」は、岐阜大学の胎児解剖事件の検証中に学会員の告発によって露見したもので、岐阜大学精神科の貝谷壽宣講師が、臨床経験が8カ月しかない研修医を主治医に指名したうえで、「治験」の名のもとに、向精神薬を使用せずにプロスタグランディンE1の点滴注射を約3週間にわたって連日行ったというものである。委員会は、関係者からの聞き取り調査や文書回答を詳細に検討したうえで、研究は人体実験であった、研究主体・計画・内容が非公開であり、研究経過と結果も一部しか公開されなかった、前臨床的研究が必要とされる段階での安全性が確認されていない臨床研究であった、治験経過中の被験者の観察が不十分であった、被験者のインフォームド・コンセントの存在が確認できなかった、ことを根拠として、「本治験は杜撰なものであり、治験としての整合性を欠くもの」であったと結論づけた。それと同時に、強制入院下での治験実施の不適切さと委員会の調査に対する研究当事者の回答の不充分さと態度の悪さも批判されている（**研究と人権a**・７６４頁以下）。

さらに、３名の中部地区評議員が理事会に問題提起した「セルレイン治験」問題は、強制入院下の精神病者を対象としてセルレインを投与し、治療薬としての有効性を確認するための治験であった。委員会は、問題提起者を含む関係者からの聞き取りと回答書のほか、内外の文献を参考資料として詳細な検討を行ったうえで、人体実験としての治験であること、研究仮説が十分な根拠と検討・検証にもとづかず、周到な実験計画にもとづいていないこと、事前および事後の情報の公開性において根本的な欠陥を有すること、使用したセルレインの純度に問題があったこと（治験着手以前の基本的欠陥）、治験薬の安全性に関する検討が不十分であること、被験者からのインフォームド・コンセントが得られていないこと、を指摘したうえで、「本治験はきわめて杜撰なものであり、科学上・倫理上の問題を数多く有していた。そのような治験を実施したこと自体が、既に被験者の人権を侵害しており、たとえ被験者が治験の実施に同意していたとしても、それをもって本治験を正当することはできない」と結論づけたのである（**研究と人権b・1023頁以下**）。

倫理綱領の採択

こうした活動に続いて、学会は、1997年に、「臨床研究における倫理綱領」を策定して承認するまでになっている。その内容の概要は、次の通りである。「臨床研究の原則」において、1．定義（臨床研究［人間を対象とする医学研究］、分類［治療的臨床研究と非治療的臨床研究］、範囲［生物学的研究と精神病理学的・社会科学的研究］、研究者［臨床検研究を企図し実行する者の総称］、研究責任者［中心的に臨床研究を組織し指導する者］）を示したうえで、2．研究の正当性（研究目的・方法の妥当性［科学的・倫理的観点から妥当な目的と方法の明示」、研究の水準［当時の医学・医療の水準以上のもの」、研究範囲の限定［目的にとって必要最小限の範囲」、不利益の限界［被験者個人の利益と福祉の優先」、研究者の要件［臨床研究に必要な知識と経験または適切な指導・教育・監督をする者の存在」、倫理委員会での検討［非治療的臨床研究に対する施設外の構成員を含む倫理委員会による審議と承認」、前向き研究の正当性［研究資料の網羅的参照と動物実験による基礎的資料の集積、有益な知見が得られる具体的可能性を前提とする事前の周到な研究計画の立案とその検討」、委託研究［受託機関と医師による正当性の検討」、適用除外規定［過去の事象に関する情報または通常診療の範囲内の事象に関する情報にもとづく研究」）が示され、

3. 説明と同意（同意［被験者の事前の自発的同意の必要性」、代理承諾［厳格な要件のもとでの例外的な許容」、緊急避難的処置［被験者の生命の危険や重大な健康被害を緊急的に回避する場合」、説明［同意を得る前の研究計画全体の説明」、拒否・撤回の権利［不利益を受けないことの保障」、非治療的臨床研究［被験者自身の利益が目的、文書による説明、利益・不利益の明示、研究者と治療者の原則的分離」）、

4. 研究中・研究終了後に必要とされる事項（医療機関［十分な医療水準と不足の事態への十分な体制」、安全対策［安全保護対策の構築」、中止の義務［被験者の利益

のために必要な場合の中止〕、生データの保存〔研究結果公表後の5年以上の保存〕）、

5．公開性と秘密の保持（公開性〔研究結果公表の努力義務〕、秘密の保持〔結果公表の際の個人情報の秘匿〕、結果の通知〔被験者の知る権利と通知できない場合に関する事前説明〕）、

6．責任（責任〔主体は研究責任者と研究者〕、主体的責任〔倫理綱領になじまない研究における倫理的諸問題への対応責任〕）、が明示された。

また、この一般原則にもとづいて、特に「精神障害者における臨床研究の原則」が提示され、1．研究の正当性（研究範囲の限定〔非精神障害者の優先〕、医療機関の必要条件〔十分なスタッフと施設の完備〕、入院形態等への配慮〔身体拘束の弱い患者の優先〕、意思表示が困難な精神障害者〔治療的臨床研究が原則〕、適用除外規定）、

2．説明と同意（同意〔被験者の同意を原則として保護者等の同意も必要〕、代理承諾〔保護者等に対する説明と同意の例外性〕、拒否・撤回・中止の権利〔権利行使の意思表示を精神症状に起因するものと即断しない〕、適用除外規定）、

3．被験者への配慮（心理的負担への配慮〔特に十分な配慮の要請〕、秘密の保持〔被験者の匿名と個人・家族に関する情報の秘匿〕）が、それぞれ明示された（**日本精**

神ⅰ・525頁以下、八田・434頁以下）。

学会が採択した倫理綱領の内容は、ヘルシンキ宣言を前提として、臺実験検証委員会が提言した「人体実験に関する提言」と共通するものであった。また、それは、現在の研究倫理審査委員会（ＩＲＢ）制度や認定臨床研究審査委員会（ＣＲＢ）制度のもとで実際に機能しているものでもある。こうした学会の動向は、臺実験告発に端を発するものであり、臺実験告発は、当時のきわめて複雑な背景事情のもとで錯綜した経緯を辿ったものであったが、重大な問題提起をしたものとして積極的な評価に値するものであったと言ってよい（**シンポジウム・954頁**［大越功］）。

5　精神外科との決別：本章のまとめ

第1章および第2章で明らかにしたように、ロボトミーを中心とする精神外科は、1950年代末頃から1960年代にかけて日本の精神医療現場に定着していたが、1970年代中頃までには、日本を含めた世界の精神医療現場からほとんど姿を消していた。その主たる要因は、向精神薬のクロルプロマジンが現場に広く普及したことであった。クロルプロマジンによって、「精神外科」という名の「悪魔」は、舞台からの退出を余儀なくされたのである。その意味では、精神外科の衰退は、単に事実としてもたらされたもので、その是非や可否の議論を経たうえでのものではなかった。民事裁判例を含めて、日本における精神外科に関する是非の議論は、精神外科が現場から姿を消した1970年代になってからのことである。したがって、そうした議論は、事後的な検証としての意味を持つものでしかなく、精神外科の実施そのものにブレーキをかけるものではありえなかった。その点では、精神外科のあり方をめぐる議論は、遅きに失した感があることを否めない。

しかし、専門家集団である学会において、精神外科が事後的に検証され、明示的に否定されたことは、そうした経緯を辿ることのなかった欧米の状況に比べて、精神医学界のあり方として高く評価することができる。他方、フリーマン（世界最大のロボトミスト）が長年親交のあった患者の手術に起因する死亡を契機としてロボトミーから完全撤退したのに対して、廣瀬（日本最大のロボトミスト）がクロルプロマジンの普及後もロボトミーへの郷愁を強く示していた点は、注意しておかなければならない。1960年1月に松沢病院から日本医科大学精神医学教室主任教授に転任した廣瀬は、現場の一線から退いて、大学の業務に忙殺されながらも、1972年まで精力的に精神外科手術を続けていたようである。廣瀬にとって、精神外科は、依然として疑うべくもない治療法として認識されていたのであろう（**日本医科、廣瀬e**、参照）。また、告発の対象となった臺が、自身としての執刀数がそれほど多くなかったにもかかわらず、もっぱら医学の進歩の観点からロボトミーとそれに付随する研究を擁護し続け、そうした主張に相当数の同調者がいたことも、再確認しておかなければならない。

このような状況のもとで、精神外科に対する事後的検証を可能にしたのは、本章で確認したように、東大医学部紛争とそれに続く東大精神科内での対立と抗争であり、学会の変革に向けた動きであった。こうした動きがなければ、精神外科に対する事後的検証が可能であったかは疑わしい。特に、変革後の学会の動きは、それまでとは打って変わって、精神障害者の人権や尊厳に配慮するものとなった。この一連の動きについては、多分に政治的な影響があったことは否定できず、そうした状況は現在に至るまで完全に解消されてはいない。そのため、東大紛争と東大精医連の動きや学会の一連の動向については、それぞれの立場に応じて、精神科医の間で評価が大きく分かれ、そうした状況も解消されていない。そのことは、保安処分断念後から心神喪失者等医療観察法制定までの経過をめぐる状況にもよく示されている。それにもかかわらず、精神医学界が全体として望ましい方向に動いてきたことは否定できない事実である。したがって、残された課題は、現在でも跡を絶たない現場での不祥事の根絶に向けた努力を続けていくことにある（**国際法律家**、参照）。

では、精神医療現場という舞台から精神外科が退場したことによって、問題は完全に解消したと言ってよいのであろうか。「精神外科」とは別の名称を持った「悪魔」が再登場してくる余地はないのであろうか。学会が、臺告発を契機として、直接的な告発対象であった精神外科を否定しただけに限らず、医学研究倫理のあり方を問題視し、さらには、生命倫理にまで踏み込んだ提言をしたことは、「悪魔」が精神科医療現場における「精神外科」には限られないことを示しているものと言えよう。

に着目すれば、「ロボトミーに代表される精神外科」が消え去った現在であっても、「脳外科」や「脳神経外科」という別の名称のもとに、精神外科と同じような手術が行われる可能性は完全には否定されていない。「精神外科」とは違う顔をした「悪魔」が医療現場に登場すること（レッテル詐欺）は、容易に予想される事態なのである。

また、手術以外の場面でも、人体実験においては、「人間の顔をした悪魔」としての研究者が登場する可能性がある。戦争犯罪として厳しく断罪されたナチスの人体実験は、ひとつの典型例であったにすぎない。これらについては、厳格な研究倫理審査の実施によって、一応の対応が可能である。他方、画期的な成果や栄誉への夢想が高じて、悪魔の誘惑に負け、研究不正に身を委ねてしまう研究者が出現することも否定できない。この面については、研究倫理審査での対応はおよそ不可能である。いずれについても、本書で明らかにした「精神外科の教訓」を超えた場面での検討が望まれている。

第2世代の精神外科手術

奇しくもモニスがノーベル賞を受賞した1949年に開発された定位脳手術は、脳画像データをもとにして脳内の目標点（ターゲット）の三次元座標（x,y,z）を定めて、脳定位固定装置を用いて穿刺針の先端をターゲットに導き、ターゲットだけに限定して破壊する手術である。破壊の方法は、機械的破壊、化学的破壊、熱凝固、凍結破壊、超音波破壊、放射性同位元素による破壊など、多岐にわたっている。侵襲する部位が限局されている点で、手探りで大きく脳内を闇雲に切截する精神外科に比べて、高い優位性が認められる。そのため、定位脳手術は、精神疾患だけを念頭に置いて開発されたわけではなかったが、精神疾患患者にはじめて実施され、その後も精神疾患患者を中心として発達してきた。このことは、精神外科を精力的に行っていた精神科医が、徐々に定位脳手術へと移行していったことにも示されている。そのため、定位脳手術は、「第2世代の精神外科手術」と呼ばれてきた。

しかし、現在では、本来の精神疾患患者に限らず、パーキンソン症候群、舞踏病、アテトーゼ、痙性斜頸などの不随意筋運動症のほか、進行した乳癌、前立腺癌、脳腫瘍、各種の疼痛などの治療に広く応用されるようになっている。こうした適応症を見る限り、その活用は、脳外科や脳神経外科を中心として、一般外科の分野に及んでおり、精神外科そのもの（第2世代の精神外科手術）というニュアンスは薄れている。現在、精神科以外の適応症に対して積極的に定位脳手術を行っているのは、アメリカ、イギリス、オーストラリア、大韓民国などである。また、精神疾患患者に対しては、切截相当部分に電極を埋め込んで、脳実質を切らずに電気刺激をするだけで治療効果を得ようとする脳深部刺激（Deep Brain Stimulation）の手法も試みられている。ただ、学会が1970年代に精神外科を全面的に否定した日本においては、本来的な脳手術の場面を除いて、脳実質に侵襲を加える外科的手法には依然として慎重な態度が見られるようである（**橳島a**・931頁以下）。

精神科以外の適応症のうち、切除部分が特定されている癌や疼痛との関係では、かつての精神外科のような問題が生じることはない。それは、ターゲットを限定した通常の脳外科手術の態様のひとつであり、「レッテル詐欺」の問題は生じないからである。また、精神疾患類似の症状（パーキンソン症候群など）に対しても、どの部分をどのように刺激すれば、どのように症状が改善されるのかが明らかになっている限りでは、レッテル詐欺の問題が生じることはない。この点については、医学の専門家でない身として断定的に言うことはできないが、現時点での医学的判断（診断）に依拠しておきたい。

これに対して、問題は、統合失調症や躁鬱病などのような、内因性精神疾患の場合である。内因性精神疾患については、その発症のメカニズムが十分に明らかであるとは思われず、外科的手術の有効性にも重大な疑問がある。内因性精神疾患については、かつての精神外科と同様の実質的問題が克服されているとは考えられないからである。そうであれば、仮説が相当程度以上に証明できない限りは、脳に対する外科的侵襲は許されず、侵襲の程度が低い他の療法（薬物療法、精神療法、生活療法など）で満足する以外にはない。

ガンマナイフ治療

また、近年盛んになっているガンマナイフ治療には、かつての精神外科と同じ問題が内在しているように思われる。ガンマナイフは、１９６８年にスウェーデン・カロリンスカ大学の脳神経外科医レクセル教授（Lars Leksell：１９０７年～１９８６年）によって開発された放射線治療装置である（レクセルガンマナイフと呼ばれる）。それは、２０１個または１９２個の線源（コバルト60）から放射されるガンマ線を用いて、虫眼鏡の焦点のように特定した病巣部に対して集中的にガンマ線を照射して病巣を破壊する。周囲の正常組織を傷つけることのない非切開かつ低侵襲な治療法で、定位脳手術から発展した手技であり、現在の日本の医療現場にも徐々に導入されてきている。対象疾患としては、脳血管障害（脳動静脈奇形など）、悪性ないし良性の脳腫瘍（転移性脳腫瘍、聴神経腫瘍、髄膜腫、下垂体腺腫、頭蓋咽頭腫、血管芽細胞腫、松果体腫瘍、髄膜腫、脊索腫など）、薬物療法による疼痛管理が困難な三叉神経痛には保険適応が認められており、癲癇、パーキンソン病といった機能性脳疾患には健康保険適応外となっている。

健康保険の適応対象となっている疾患は、いずれも、器質的脳疾患としてターゲットが確定できるものであり、脳定位手術の場合と同じように、特に問題は生じない。しかし、機能性脳疾患の治療については、患者の申出にもとづく自由診療（自費診療）であるとは言え、前提となる仮説が精神外科の発想と類似しているところがあり、今後のさらなる検証が必要である。また、最近の欧米では、ブラジル・サンパウロ大学のアントニオ・ロペス博士（Antonio Lopes）の提唱にもとづいて、強迫神経症（ＯＣＤ）や難治性の鬱病に対する治療法としてガンマナイフが用いられているようである。しかし、そこでの発想は、当初のモニスによる精神外科の仮説（脳のどこか一部を侵襲すれば患者の状態が改善する）と同一のものであり、かつての精神外科と同じ問題を内包しているように思われる。

2　人体実験と研究倫理審査

人体実験の諸相

石川による臺の生体研究に対する告発は、ロボトミー手術そのものの問題性だけでなく、研究自体が「人体実験」であることを強調するものであった。それを受けた学会も、臺の研究が人体実験であることを認めた。さらには、臺自身および彼の支持者も、それが一種の人体実験であることを認めていた。ただ、当時は、許容される人体実験の範囲や内容が明確でなかったため、臺らは、医学の進歩との関係で許容される人体実験であると主張して、学会の対応に強く反発したのであった。こうした事実は、診療や手術の場面（精神外科）以外に、研究の場面でも「悪魔」が入り込む余地のあったことを示している。

「人体実験」については積極的ないしは明確な定義はないが、一般には、①軍事優先目的の「政策的人体実験」、②治療と無関係に研究目的だけを追求する「研究本位人体実験」、③治療目的のための「治療的実験・臨床試験」に分類されている（**甲斐**・63頁以下）。これらのうち、①が許容されない人体実験に当たることに疑いの余地はない。ナチスによる人体実験が典型的なものであり、日本についても、ナチスとほぼ時を同じくしていた満州第731部隊の人体実験＊や九州帝国大学医学部における生体解剖＊＊がよく知られている。

他方、「冒険的治療」とも言われる③は、新薬の開発や新たな治療方法の確立のためには不可欠なものであり、ただちに許容できないとするわけにもいかない。③に関する学説には、優越的利益の存在を根拠として「二重結果の理論」によって違法阻却（正当化）を認める立場もある（**金沢**・119頁、**金沢a**・171頁以下）。そこでは、医学の発展という利益が患者の侵襲という不利益に優越すると考えられている。一方、③を人体実験としての性格を否定できないとする見解も有力に主張されている（**武田**・63頁以下、**青木**／**武田**・131頁、**石原**・3頁以下）。

臺実験では、廣瀬が患者の症状を緩和する目的で行ったロボトミー手術が③の類型に当たり、廣瀬が提供した検体を臺が研究に用いたのは②の類型に当たりうるものであった。直感的に違法であることが明らかな①類型を別にして、人体実験の許容性はどのように判断すべきであろうか。この点で注目すべきなのが、タスキギー梅毒感染実験とその後の動向である。

＊陸軍軍医中将の石井四郎を指揮官とする関東軍防疫給水部本部（満州第731部隊）において、1932年から1945年にかけて、生物兵器の開発と実戦的使用を目的として、捕虜やスパイ容疑者として拘束された朝鮮人、中国人、モンゴル人、アメリカ人、ロシア人等（「マルタ（丸太）」の隠語で呼ばれた）を対象とする人体実験が行われた。資料によって特定されている実験として、流行性出血熱の病原体の決定実験、破傷風感染実験、被験者の50％を感染させる病原体最少量（MID50）の測定実験、凍傷研究のための実験があった。被害者の数については、100人から3、000人以上とするものまで、大きなバラツキがある。戦後、アメリカ側に実験データを引き渡す取引にもとづいて、戦犯としての免責を受けている。

＊＊第2次大戦終結直前、日本に飛来して撃墜され捕虜になったアメリカ人8名に対して、九州帝国大学医学部の解剖室において、生体解剖（被験者が生存している状態での解剖）が行われた。その内容は、片肺全摘、胃全摘、開胸心臓マッサージ、心

臓手術、胆嚢摘出、肝葉切除、三叉神経遮断、肺縦隔手術、代用血液注射などであり、解剖の結果、全員が死亡することになった。戦後の１９４８年８月の横浜軍事法廷において、実験を行った５名が絞首刑とされ、実験に立ち会った医師18人も有罪とされた。その後、朝鮮戦争が勃発したため、アメリカは対日感情に配慮する観点から、獄中自殺した1名を除いて、他は恩赦によって減刑されている。

タスキギー梅毒感染実験

タスキギー梅毒感染実験は、アメリカ公衆衛生局が、タスキギー大学の協力のもとで、１９３２年から１９７２年の長きにわたって、アラバマ州メイコン郡のタスキギーにおいて行った梅毒の臨床研究「タスキギーのニグロ男性における無治療状態の梅毒の研究（Tuskegee Study of Untreated Syphilis in the Negro Male）」である。アフリカ系アメリカ人の人口比率が圧倒的多数を占める（90％以上）タスキギーで、貧しい黒人小作農６００人を被験者として、無治療状態における梅毒感染の経過を観察する目的で計画された。被験者のうち３９９人は実験開始前から梅毒に感染しており、２０１人は梅毒に感染した経験がなかった。被験者には、実験に参加する見返りとして、梅毒治療以外の一般的な医療サーヴィスをはじめとして、食事や葬儀費用が無償で提供されたため、病気の経過観察のためだけの研究に参加している意識がなかった。腰椎穿刺などの検査や処置も、単に研究目的にのみ実施された。当初は6カ月間だけと説明された実験は、その後40年間にわたって継続されることになった。実験によって梅毒に感染して死亡した男性は多数にのぼり、夫を介して梅毒に感染した妻が40人、先天性梅毒で生まれた19人の子どもはいずれも黒人であった。梅毒に感染している男性のなかで、それを診断結果として告知された者は一人もいなかったし、抗生物質が梅毒の治療に有効だという証明がされてから後も、ペニシリンの投与を受けた者は皆無であった。１９７２年11月16日、マスコミに対して内部告発があったことを契機として、ようやく研究は終わりを迎えることになった。

１９７４年、被験者に対して１、０００万ドルの補償金が支払われたが、実験を主導した政府からの謝罪はなかった。その後、１９９７年に至って、クリントン大統領（William Jefferson Clinton：在任１９９３年～２００１年）が、生存していた被験者7名のうち5名をホワイトハウスに招待し、実験について、「合衆国政府が行ったことは、あまりにも明白な人種差別であり、恥ずべき行為であった」と明言して、アメリカ政府として正式に謝罪した。

研究倫理審査制度の確立

タスキギー実験が進行していく中で、１９４７年にはナチスの人体実験を念頭に置いたニュルンベルク綱領が策定され、１９６４年には世界医師会のヘルシンキ宣言が採択されている。こうした状況のもとで、１９６６年、ハーバード大学医学部麻酔学教授のヘンリー・ビーチャー（Henry K. Beecher）が、The New England Journal of Medicine ２７４巻に「倫理と臨床研究（Ethics and Clinical Research）」と題する論文を寄稿し、著名な科学専門雑誌に掲載された過去の１００件の科学論文を検証したうえで、22件がニュルンベルク綱領に違反したものであったことを指摘した。こうした動きを背景として、１９７４年にアメリカ国家研究規制法が制定され、翌年のヘルシンキ宣言の初改訂（東京修正）で委員会条項（I．２条）が追加されることになった。これにより、人体実験の審査制度導入への道筋が整備され、その後、この条項が各国における研究倫理審査委員会設置の根拠となっていった。

ヘルシンキ宣言の委員会条項を引き継ぎ、さらに具体化する動きとして、１９７９年のアメリカにおいて、「ベルモント・レポート：研究の対象者の保護のための倫理的原則とガイドライン、生物医学的および行動的研究の対象者保護のための国家委員会の報告」が公表された。これは、ヒトを対象とする研究のための倫理的原則とガイドラインを要約したもので、米国の臨床試験において被験者を保護する原則として最も基本的で重要なものとされている。そこでの3つの基本原則は、次の通りである。

・人を尊重する（Respect for persons）：研究においては、すべての人の自主性を守り、礼儀正しく尊重し、インフォームド・コンセントを取り交わさなければならない。研究者は正直であり、欺瞞や詐欺的な振る舞いをしてはならない。

・善の追求（beneficence）：研究プロジェクトの利益を最大化する一方で、研究対象へのリスクを最小化しながら、「危害を加えない」という理念のもとで進めなければならない。

・正義（Justice）：合理的かつ非搾取的で、熟慮された手順の公平な管理によって、潜在的な研究参加者への負担と便益が公平に配分されることを保障し、平等であることを確認しなければならない。

また、この基本原則の遵守を担保するために、研究倫理審査委員会（ＩＲＢ）を設置し、その構成には、医師以外の者や部外者を入れなければならないとし、連邦の研究費の配分にはＩＲＢによる承認を必要とした。これにより、ヒトを対象とする研究の倫理性を実現しようとしたのである。

こうした動きは、またたく間に各国に波及していき、日本でも１９８２年に最初のＩＲＢが徳島大学に設置されている。それは、当時の倫理的な大問題であった体外受精の可否について議論することを直接の目的として設置されたが、そこでの結論が出る前に東北大学で体外受精が実施されることになった＊。このように、当初の段階では、どのような研究を委員会で審査すべきかなどについては、必ずしも明確になっていなかった。ただ、現在は、「人を対象とする生命科学・医学系研究に関する倫理指針」（厚労省）をはじめとする一連の指針、さらには２０１７年の臨床研究法（平成29年法律16号）などによって明確に規制されている。１９４０年代終わり頃にこうした研究倫理審査体制が整備されていれば、仮説が曖昧で患者の利益も確実でなかったロボトミー手術は、許容されなかった可能性が高い。ましてや、被術者の同意なしに実施することは論外であったと言えよう。また、ロボトミーで切除された検体を使った臺の研究も、許されるべくもなかったはずである。

＊イギリスの生殖医学者ロバート・G・エドワーズ（Robert Geoffrey Edwards：１９２５年〜２０１３年）が、１９７８年に世界で最初に成功し、女児のルイーズ・ブラウンが生まれた。エドワーズは、この業績により２０１０年度のノーベル生理

学・医学賞を受賞している。日本では、1983年に、東北大学医学部教授の鈴木雅洲らが、顕微授精の方法での体外受精に成功している。ルイーズの誕生以後、世界で700万人以上の体外受精児が誕生し、日本でも50万人以上の誕生があると言われ、生殖補助医療としてすでに確立したものになっている。

3　研究者の心の隙を狙う悪魔

ヘンドリック・シェーン事件

研究審査制度が確立し、厳格に運用されるようになった現在、研究に「悪魔」が入り込む余地は完全になくなったのであろうか。たしかに、審査を前提とする研究においては、そのように言ってよいかもしれない。しかし、その一方で、悪魔に心を支配されたと思われる研究者による不正な研究が頻発するようになっている。それは、直接的には人体を害することもなければ、人権を侵害するものではないが、研究の進展を阻害する点できわめて「悪魔」的なものである。そのような研究不正は、審査制度や研究成果を適切に評価するシステムが存在していなかった時期には横行していた可能性があるが、審査制度や評価システムが確立した後にも重大なものが報告されている。特に有名になった研究不正として、ヘンドリック・シェーン事件を指摘することができる。

１９７０年生まれのドイツ人のシェーン（Jan Hendrik Schön）は、当時、物性物理学とナノテクノロジーを専攻する物理学者として、１９９７年にコンスタンツ大学から博士号を授与され、世界的に著名な通信研究所であるアメリカのベル研究所に雇用された。シェーンは、酸化アルミの膜をつけて電子物性を変化させ超伝導を起こす、フラーレンという画期的な方法を用いた高温超伝導研究で成果を挙げた。２０００年には52Kで超伝導を確認したと発表し、有機物における超伝導転移温度の最高記録を塗り替えた。また、２００１年には、この記録を１１７Kに更新し、さらには分子程度の大きさのトランジスタを作成したと発表した。これらの研究成果が真正であったとすれば、人類は、従来のシリコンベースのエレクトロニクスから離脱し、有機エレクトロニクスに向かう出発点となるものであった。また、シリコンベースでは達成不能であった集積回路の小型化を実現し、エレクトロニクスのコストは劇的に下げられることにもなる。彼のこれらの業績は人類史上で類のない画期的なものとされ、彼は傑出した科学者として、2001年にオットー・クルン・ウェーバーバンク賞、ブラウンシュヴァイク賞、2002年に「傑出した若手研究者のための材料科学技術学会賞」をそれぞれ受賞している。当時、シェーンは、超電導の分野でノーベル賞に最も近い科学者と言われたのである。

しかし、その後に多くの追試が行われたが、いずれにおいてもシェーンと同じ結果を再現することはできず、研究不正が疑われて追及されることになった。検証作業の結果、実験ノートや実験データの不存在等が明らかになり、ほとんどの疑問点についてシェーンからは合理的な弁明が得られなかった。そのため、2000年から2001年にかけて『サイエンス』誌に掲載された論文10編と『ネイチュア』誌掲載の論文7編がすべて捏造（完全なでっち上げ）であると判断され、撤回されることになった。シェーンは、この一件によってベル研究所を解雇され、コンスタンツ大学からは博士号の学位を剝奪され、研究者として生きる道を閉ざされた。

黄禹錫事件

獣医でソウル大学校獣医科大学教授であったクローン研究者の黄禹錫（ファン・ウ

ソク）は、２００５年に、世界ではじめて犬のクローン（スナッピー）を成功させた人物である。また、２００４年と２００５年に『ネイチュア』誌に掲載された2編の論文によって、ヒトの胚性幹細胞（ＥＳ細胞）＊の研究を世界に先駆けて成功させたと報じられ、世界的なヒト・クローン研究者として一躍有名になった。自然科学部門で韓国人初のノーベル賞受賞者になる人物として、韓国政府や韓国国民の期待を一身に集め、「韓国の誇り」と称賛されていた。しかし、早くも２００５年末には、論文の捏造や研究費等の横領で告発され、卵子提供における倫理問題をめぐる一連の疑惑も発覚することになった。

検証の結果、多くの不正が認められ、彼は、韓国社会・学会・国際的な表舞台から追放されただけでなく、２０１４年には研究費流用や生命倫理法違反などの罪で、懲役1年6月、執行猶予2年の刑が確定している。一方、犬のクローンに関しては事実と認められたほか、彼が作製に成功したと主張していたＥＳ細胞のうち、ＮＴ-1細胞に関してだけは実在が認められた。ただ、ＮＴ-1細胞は、クローンによるＥＳ細胞ではなく、単為発生によるＥＳ細胞であったと結論づけられている。この事実は、２００４年にＥＳ細胞の作製と世界初のヒトの単為生殖に成功していたことを示しているが、そもそもの論文が不正であり、論文に記された作成経過とは無関係に偶然の産物であったと検証されたため、世界初とは考えられていない。また、他のES細胞はそもそも存在しておらず、ひとつのNT－1細胞以外はすべて捏造であったと結論づけられた。

こうして、彼の研究者としての信用は失墜し、以後、クローン技術でES細胞を作り出そうとしていた民間企業が研究継続の断念に至るなど、山中伸弥がiPS細胞（人工多能性幹細胞）＊＊の生成に成功するまで、ES細胞や再生医療の研究分野で世界的な停滞を引き起こす元凶となった。韓国の学界から追放された彼は、2014年以降、幹細胞研究の道は閉ざされた。しかし、在野で牛や犬などの動物クローン研究を続け、愛犬家対象のクローン犬ビジネスを展開するほか、軍用犬や警察犬などのクローン製造で大きな業績を挙げている。こうした実績をみれば、彼が不正に手を染めず、正面からクローン研究に取り組んでいれば、あるいは輝かしい栄光を手に入れられていたかもしれない。

＊動物の発生初期段階である胚盤胞期の胚の一部に属する内部細胞塊より作られる胚性幹細胞株で、英語のembryonic stem cellsの頭文字をとってES細胞と呼ばれる。受精卵が胚盤胞の段階にまで発生したところで取り出して内部細胞塊（身体組織のあ

らゆる組織に分化してゆく細胞集団）を培養し、再生医療に活用することが期待されている。いわゆる「万能細胞」のひとつである。ＥＳ細胞を樹立するには、受精卵または受精卵より発生が進んだ胚盤胞までの段階の初期胚が必要となる。このため、受精卵を材料として用いることによって生命の萌芽を滅失してしまう点で、受精を生命の始まりと考えるカトリック教会をはじめとして、現在でも倫理的に大きな論議を呼んでいる。

＊＊万能細胞のひとつで、英語の induced pluripotent stem cells の頭文字をとってｉＰＳ細胞と呼ばれる。体細胞へ４種類の遺伝子を導入することによって、ＥＳ細胞のように非常に多くの細胞に分化できる分化万能性と、分裂増殖を経てもそれを維持できる自己複製能を持っている。２００６年、山中伸弥が率いる京都大学の研究グループが、マウスの線維芽細胞（皮膚細胞）を使ってはじめて生成に成功し、再生医療への活用が期待されている。受精卵を用いるＥＳ細胞と異なり、体細胞から生成できるため、倫理的な問題を生じることがない。この功績により、山中は、２０１２年度のノーベル医学・生理学賞を受賞している。

ＳＴＡＰ細胞事件

２０１２年の山中のノーベル賞受賞によって黄禹錫事件が忘れ去られていた２０１４年1月29日、日本の新聞各紙は大々的に、世界的に著名な科学誌『ネイチュア』掲載の論文について、理化学研究所発生・再生科学総合研究センター（神戸市）の研究チーム（研究ユニットリーダー小保方晴子）が「体細胞の分化状態の記憶を消去し初期化する原理を発見」したと発表した。それは、生後１週間のマウスの脾臓からリンパ球の細胞群を取り出して弱酸性の液体に浸け、タンパク質を含む培養液で１週間培養して作成するもので、ＳＴＡＰ細胞（刺激惹起性多能性獲得細胞：Stimulus-Triggered Acquisition of Pluripotency）と名づけられた。万能細胞のひとつであり、ＥＳ細胞やｉＰＳ細胞と同様、再生医療分野の大きな発展につながりうるものであった。それは、受精卵の胚を使うＥＳ細胞と異なり倫理的な問題がなく、弱酸性の液体に浸けるという簡易な方法で作成できるため、ｉＰＳ細胞のような時間やコストがかからない。また、癌化のリスクが極めて低いとされ、「ノーベル賞級の成果」として絶賛されたのである。この後、ユニットリーダーの小保方は、「リケジョ（理科系女子）の星」と持ち上げられ、割烹着姿で実験をする映像が連日流されるなど、一躍

「時の人」となった。

　ただ、こうした大騒ぎが一段落した直後から、研究不正を疑う声が強くなり、多くの研究者が再現実験を試みたが、体細胞からOct4陽性細胞（未分化胚性幹細胞の自己複製に密接に関与しており、未分化細胞のマーカーとして頻用される）の発現までは確認できるものの、肝心のＳＴＡＰ細胞の再現には誰も成功しなかった。さらに、研究過程の検証が進むなかで、実験の途中経過を示す画像等に切り貼り（画像の不正）が発見されたり、英語で書かれた実験方法の説明部分のすべてがコピーの切り貼りであることが判明し、論文の裏づけそのものも不十分であるとされた。そのため、２０１４年7月には、『ネイチュア』誌のＳＴＡＰ論文が取り下げられるに至った。小保方自身は「ＳＴＡＰ細胞の作製には２００回以上成功している」と反論したものの、それを裏づける証拠は提示できなかった。また、母校の早稲田大学に提出した学位論文（２０１１年）にも多くの不正（画像の流用など）があるとして、訂正のための猶予期間が与えられたものの訂正されることがなく、２０１５年11月に学位授与を取り消された。その後の小保方は、研究から完全に遠ざかっているようである。

　この間、２０１４年12月に小保方は理化学研究所を依願退職したが、２０１５年２月10日に論文不正関係者の処分を公表した理化学研究所は、小保方を「懲戒解雇相当」とした。また、2014年8月5日には、取り下げられた『ネイチュア』誌掲載の論文の共著者の一人で、主著者の小保方の指導的立場にあった笹井芳樹（理化学研究所多細胞システム形成研究センター副センター長）が、縊死を遂げているのが発見された。当時、笹井は、ES細胞および神経細胞研究の第一人者で世界的に著名な研究者として、近い将来のノーベル賞候補と目されていた人物であった。研究不正の代償としては、あまりに重い事実である。

3大研究不正と「悪魔」

以上の、シェーン事件、黄事件、STAP細胞事件は、科学分野における「3大研究不正事件」と呼ばれ、研究不正を戒める素材として頻繁に言及されるものである。いずれも、最終的には悪魔の囁き（不正への誘惑）に負けた個人の責任に帰するものであるが、そこにはいくつかの共通点も見られる。

たとえば、シェーンの研究分野は、超伝導、有機物、トランジスタがクロスオーバーした最先端の分野であったため、すべての分野にわたって成果を適切に評価できる専門家がおらず、完全な捏造であったにもかかわらず論文誌の査読者もそれを見抜けなかった。また、あまりに華々しい成果に世論の賞賛の声が高まり、研究結果に違和感を持った研究者も、正面切って疑惑の声を上げることができなかった。こうした事情は、いずれの事案にも共通するものである。

さらに、自然科学の分野では、一定の仮説にもとづいて結果が出せる研究だけでなく、往々にして、「偶然」としか言いようのない形で（メカニズムやプロセスが説明できない）画期的な成果がもたらされる場合がある。むしろ、仮説通りに結果が得られることの方が珍しいと言ってよいのかもしれない。山中が作成に成功したｉＰＳ細胞の場合も、その生成にはある種の偶然が働いていた。途中段階の実績（成果）までは検証できた黄事件やＳＴＡＰ細胞事件にも、そのような事情がうかがわれる。そうであったとすれば、不正に手を染めることなく、地道に研究を継続していれば、幸運な偶然によって画期的な結果がもたらされた可能性も否定できない。結果を急ぐあまりに、途中段階で結果が得られたかのように振る舞ったとすれば、まんまと悪魔に心の隙を衝かれたということであろう。他方、シェーンや小保方のように、そもそも研究の出発（学位取得）時点ですでに不正に手を染めていたのであれば、その心には、はじめから悪魔が棲みついていたということになる。

結局のところ、研究活動の公正さを保証するのは、研究に対する研究者個々人の真摯な姿勢でしかない。そのことは、時代背景や事案の内容は異なるにしても、ロボトミーに代表される精神外科手術にも当てはまることである。

凡例

・文献は引用文献と主要参照文献に分けて、いずれについても、原則として著者・執筆者の50音順および発行年順に掲げた。
・欧文の原著および翻訳本については、それぞれ発行年順に後掲した。
・文献の引用に際しては、
・人名の姓名表記において、同一人物について旧字体と新字体とが混在している場合には、引用の際は原著の表記に従い、本文では戸籍上の表記に拠った。
・本文での引用に際しては、カッコ内に著者・執筆者を略記して文献が特定できるようにした。
・本稿との関係で重要な人物については、綴りと生没年を表記した。
・法令名については、初出で正式名称を示したうえで、分かりやすい方法で略記した。

引用文献

青木／武田　青木清相／武田茂樹「医療行為の適法性について」日本法学48巻３号、１９８２年

赤倉　赤倉貴子「明治33年『精神病者監護法』の成立」六甲台論集法学政治学篇47巻３号、２００１年

赤倉a　赤倉貴子「明治33年『精神病者監護法』の問題点と新法成立に向けての活動―大正８年『精神病院法成立』の背景」六甲台論集法学政治学篇48巻２号、２００１年

赤倉b　赤倉貴子「大正８年『精神病院法』の成立」神戸法学雑誌52巻３号、２００２年

秋葉　秋葉悦子「判例批評」甲斐克則／手嶋豊編『医事法判例百選［第２版］』別冊ジュリスト２１９号、２０１４年

秋元　秋元波留夫「昭和46年度本学会通常総会での『保安処分』についての決議に関する疑義」精神神経学雑誌73巻９号、１９７１年

秋元a　秋元波留夫「私の意見に対する評議員会の反駁に反論する」精神神経学雑誌74巻３号、１９７２年

秋元b　秋元波留夫「精神保健法の成立をめぐって ― 精神障害者施策の最近の動向」リハビリテーション研究86号、1996年

浅井　浅井登美彦「札幌ロボトミー判決を読んで ― 一臨床医の判例感想」判例タイムズ374号、1979年

浅田　浅田和茂「判例批評」唄孝一／宇都木伸／平林勝政編『医療過誤判例百選〔第2版〕』別冊ジュリスト140号、1996年

足立ほか　足立直人／豊田淳三／明石俊雄／村上弘司／武川吉和「精神外科手術長期経過後の精神医学的総合評価」精神医学37巻3号、1995年

阿部　阿部あかね「わが国の精神医療改革運動前夜―1969年日本精神神経学会金沢大会にいたる動向」生存学3巻、2011年

安藤　安藤健二『封印作品の謎』、太田出版、2004年

石川　石川清「質問書」、「前理事長台弘氏を全学会員に告発する」精神神経学雑誌73巻3号、1971年

石川a　石川清「台氏人体実験批判の総会可決に際して考える」精神医療（第2次）3巻1号、1973年

石原　石原明「人体実験に対する西ドイツのコントロール体制」神戸学院法

学13巻1号、１９８２年

井田／丸山 井田良／丸山雅夫『ケーススタディ刑法〔第5版〕』、日本評論社、２０１９年

板井 板井佐次郎「前頭葉切除手術（52例）による観察」精神神経学雑誌46巻5号、１９４２年

稲垣 稲垣喬「判例批評」法律のひろば32巻3号、１９７９年

井村 井村恒郎「前々頭ロボトミーの効果についての精神病理学的な反省」脳と神経5号、１９４９年

植松 植松正「精神外科医療の法的側面 ― 特に犯罪傾向の除去に関連して」犯罪学雑誌34巻6号、１９６８年

植松a 植松正「暴走する保安処分反対論」法律のひろば34巻2号、１９８１年

植松b 植松正「『治療処分』小考 ― 特に医家の意見について」研修４１４号、１９８２年

内村 内村祐之『精神医学教科書 上巻』、南山堂書店、１９４８年

台 台弘「精神分裂症者脳組織の含水炭素代謝について・第1報 ― 基礎

実験」精神神経雑誌52巻5号、１９５１年

台a 台弘「石川清氏の告発についての所感」精神神経学雑誌73巻3号、１９７１年

台b 台弘「患者に対する医師の実験的態度」精神神経学雑誌75巻11号、１９７３年

臺 臺弘『誰が風を見たか［増補版］ある精神科医の生涯』、星和書店、２０１５年（初版：１９９２年）

台／江副 台弘／江副勉「精神分裂症者脳組織の含水炭素代謝について・第２報―糖代謝並びに呼吸」精神神経雑誌52巻5号、１９５１年

浦田ほか 浦田重治郎／清水順三郎／石川鉄雄／木暮龍雄／山崎英雄／野島照雄「長期経過した精神外科被術者の追跡調査」精神神経学雑誌84巻6号、１９８２年

卜部 卜部圭司「精神衛生法にみる拘禁と被拘禁者の権利」精神医療３巻３号、１９７４年

大谷 大谷実「精神医療法制の基本問題」大谷実／中山宏太郎編『精神医療と法』、弘文堂、１９８０年

大谷a　大谷實『精神科医療の法と人権』、弘文堂、１９９５年
大谷b　大谷實『新版精神保健福祉法講義［第3版］』、成文堂、２０１７年
岡田　岡田靖雄『私説・松沢病院史 ― １８７９～１９８０』、岩崎学術出版社、１９８１年
岡田編　岡田靖雄編『精神医療 精神病はなおせる』、勁草書房、１９６４年
岡村　岡村美保子「旧優生保護法の歴史と問題―強制不妊手術問題を中心として―」レファレンス８１６号、２０１９年
小倉　小倉孝夫「ロボトミーの術中及び術後の脳波の変化 特に視床脳波の変化について」精神神経学雑誌62巻12号、１９６０年
奥野　奥野満里子「歴史にみる脳神経科学の倫理的問題 ― 骨相学、精神外科、そして現代」信原幸弘／原朔編『脳神経倫理学の展望』、勁草書房、２００８年
小沢（信）　小沢信夫「学会抄録」精神神経学雑誌43巻6号、１９３９年
小沢（勲）　小沢勲「『台弘氏による人体実験』批判」精神医療（第2次）３巻1号、１９７３年
甲斐　甲斐克則「人体実験と日本刑法」廣島法学14巻4号、１９９１年

甲斐a　甲斐克則『医事刑法への旅Ⅰ〔新版〕』、イウス出版、２００６年

風祭　風祭元「わが国の精神科医療の歴史 ― 精神保健法成立まで」町野朔編『精神医療と心神喪失者等医療観察法』ジュリスト増刊、２００４年

学会だより　日本精神神経学会「学会だより」精神神経学雑誌67巻3号、１９６４年

学会だよりa　日本精神神経学会「学会だより」精神神経学雑誌70巻1号、１９６８年

学会だよりb　日本精神神経学会「学会だより」精神神経学雑誌70巻8号、１９６８年

学会だよりc　日本精神神経学会「学会だより」精神神経学雑誌71巻5号、１９６９年

学会だよりd　日本精神神経学会「学会だより」精神神経学雑誌71巻6号、１９６９年

学会だよりe　日本精神神経学会「学会だより」精神神経学雑誌71巻12号、１９６９年

学会だよりf 日本精神神経学会「学会だより」精神神経学雑誌72巻5号、1970年
学会だよりg 日本精神神経学会「学会だより」精神神経学雑誌73巻6号、1971年
学会だよりh 日本精神神経学会「学会だより」精神神経学雑誌73巻7号、1971年
学会だよりi 日本精神神経学会「学会だより」精神神経学雑誌74巻3号、1972年
学会だよりj 日本精神神経学会「学会だより」精神神経学雑誌75巻2号、1973年
学会だよりk 日本精神神経学会「学会だより」精神神経学雑誌75巻6号、1973年
学会だよりl 日本精神神経学会「学会だより」精神神経学雑誌76巻6号、1974年
学会だよりm 日本精神神経学会「学会だより」精神神経学雑誌80巻6号、1978年

学会だよりn　日本精神神経学会「学会だより」精神神経学雑誌80巻12号、1978年
学会だよりo　日本精神神経学会「学会だより」精神神経学雑誌88巻8号、1980年
加藤（久）　加藤久雄「わが国における精神障害者法制の歴史的考察」大谷実／中山宏太郎編『精神医療と法』、弘文堂、1980年
加藤（久）a　加藤久雄『医事刑法入門』、東京法令出版、1996年
加藤（久）b　加藤久雄「判例批評」宇都木伸／町野朔／平林勝政／甲斐克則編『医事法判例百選』別冊ジュリスト183号、2006年
加藤（雄）　加藤雄司「前部帯回切除術（Anterior Cingulectomy）に関する研究―特に精神病質症例について」精神神経学雑誌61巻5号、1959年
加藤（正）／高臣　加藤正明／高臣武史「前頭葉白質切截術による病像変化」精神神経学雑誌50巻3号、1948年
加藤（正）ほか　加藤正明／笠原嘉／小此木啓吾／保崎秀夫／宮本忠雄編『新版精神医学事典』、弘文堂、1993年

金沢 金沢文雄「人体実験の適法性の限界」『刑法と科学 法律編』植松博士還暦祝賀、有斐閣、１９７１年
金沢a 金沢文雄『刑法とモラル』、一粒社、１９８４年
金子（嗣） 金子嗣郎『松沢病院外史』、日本評論社、１９８２年
金子（仁） 金子仁郎「前頭葉切離術に依る精神神経学的研究 ― 術中及術後の症状について」精神神経学雑誌54巻４号、１９５２年
上村 上村忠雄「精神病の外科的療法」脳と神経1巻5号、１９４９年
川島 川島正樹『アメリカ市民権運動の歴史 連鎖する地域闘争と合衆国社会』、名古屋大学出版会、２００８年
姜 姜文江「精神科医療における入院と処遇」法学セミナー７８１号、２０２０年
久保田 久保田洋「ＮＧＯによる人権実情調査団の設置」法律時報57巻10号、１９８５年
久保野 久保野恵美子「精神障害者と家族 ― 保護者制度と成年後見」水野紀子編『社会法制・家族法制における国家の介入』、有斐閣、２０１３年

久山　久山照息「矯正施設における精神外科について」矯正医学11巻3・4号、1962年

呉／樫田　呉秀三／樫田五郎（金川英雄訳・解説）『［現代語訳］精神病者の私宅監置の実況』、医学書院、2012年

黒川　黒川正剛『図説 魔女狩り』、河出書房新社〈ふくろうの本／世界の歴史〉、2011年

黒川a　黒川正剛『魔女狩り 西欧の三つの近代化』、講談社〈講談社選書メチエ〉、2014年

研究と人権　日本精神神経学会 研究と人権問題委員会「『岐阜大学神経精神科における胎児解剖研究』に対する見解」精神神経学雑誌88巻8号、1986年

研究と人権a　日本精神神経学会 研究と人権問題委員会「『貝谷壽宣氏によるプロスタグランディンE_2投与治験』に対する見解」精神神経学雑誌90巻9号、1988年

研究と人権b　日本精神神経学会 研究と人権問題委員会「『諸治隆嗣氏らによるセルレイン治験問題』に対する見解」精神神経学雑誌91巻11号、1989

年

研究と人権c　日本精神神経学会 研究と人権問題委員会「『精神科領域における他害と処遇困難者に関する研究』に対する見解」精神神経学雑誌102巻4号、2000年

小池　小池清廉「『石川清氏よりの台氏批判問題』委員会（仮称）の討論経過をふりかえって」精神医療（第2次）3巻1号、1973年

小池a　小池清廉「人体実験の原則について」保健婦雑誌29巻5号、1973年

厚生省　厚生省医務局『医制八十年史』、印刷局朝陽会、1955年

国際法律家　国際法律家委員会編『精神障害患者の人権 ― 国際法律家委員会レポート』、明石書店、1996年

越賀　越賀一雄「ロボトミーの経験とその批判」精神神経学雑誌55巻1号、1953年

小林　小林司「『人体実験の原則』が決まるまで」臨床薬理3巻4号、1972年

佐伯　佐伯千仭『刑法改正の総括的批判』、日本評論社、1975年

阪本　阪本淳「精神外科被術精神分裂病患者の長期予後に関する研究」精神神経学雑誌92巻4号、１９９０年
雑報　日本精神神経学会「雑報」精神神経学雑誌63巻6号、１９６１年
雑報a　日本精神神経学会「雑報」精神神経学雑誌64巻3号、１９６２年
佐藤　佐藤友之「ロボトミーはいかに裁かれたか　北全病院事件」創12巻3号、１９８２年
佐藤a　佐藤友之「ロボトミーはいかに裁かれたか　守山十全病院事件」創12巻4号、１９８２年
佐藤b　佐藤友之「ロボトミーはいかに裁かれたか　横手興生病院事件」創12巻5号、１９８２年
佐藤c　佐藤友之「ロボトミーはいかに裁かれたか　弘前精神病院事件」創12巻6号、１９８２年
佐藤d　佐藤友之「ロボトミーはいかに裁かれたか　東大附属病院脳外科人体実験事件」創12巻7号、１９８２年
佐藤e　佐藤友之『ロボトミー殺人事件　いま明かされる精神病院の恐怖』、ローレル書房、１９８４年

芝 芝健介『ニュルンベルク裁判』、岩波書店、2015年

白木ほか 白木功／今福章二／三好圭／稗田雅洋／松本圭史『「心神喪失等の状態で重大な他害行為を行った者の医療及び観察等に関する法律」および「心神喪失等の状態で重大な他害行為を行った者の医療及び観察等に関する法律による審判の手続等に関する規則」の解説』、法曹会、2013年

資料 日本精神神経学会「資料」精神神経学雑誌67巻10号、1965年

資料a 日本精神神経学会「資料」精神神経学雑誌68巻7号、1966年

資料b 日本精神神経学会「資料」精神神経学雑誌69巻1号、1967年

資料c 日本精神神経学会「資料」精神神経学雑誌71巻6号、1969年

神馬 神馬幸一「判例批評」佐伯仁志／橋爪隆編『刑法判例百選Ⅰ［第8版］』別冊ジュリスト250号、2020年

シンポジアム 日本精神神経学会第71回学会総会特集（Ⅲ）「戦後日本の精神医療・医学の反省と再検討 ― 今後の展望をひらくために ―」「シンポジアム（B）精神外科」精神神経学雑誌77巻8号、1975年

シンポジウム 日本精神神経学会第85回総会特別シンポジウムⅠ「金沢学会以降20年

をふり返って ― 将来への展望のために」精神神経学雑誌91巻11号、１９８９年

杉原　杉原泰雄「刑罰権の実体的限界」芦部信喜編『憲法Ⅲ 人権2』、有斐閣、１９８１年

鈴木　鈴木義男「概説 ― 全面改正作業の経過と現状（その2）」警察学論集26巻2号、１９７３年

精神医療　「精神医療人権基金」運営委員会『国際法律家委員会「日本における人権と精神病患者」』、悠久書房、１９８６年

精神行政　精神保健福祉行政のあゆみ編集委員会編『精神保健福祉行政のあゆみ ― 精神衛生法施行五十周年（精神病者監護法施行百周年）記念』、中央法規出版、２０００年

勢藤　勢藤修三「パネルディスカッション『刑法改正を考える』に出席して」法律のひろば34巻2号、１９８１年

高杉　高杉晋吾『日本の人体実験 その思想と構造』、三笠書房、１９７３年

高柳　高柳功「インフォームド・コンセント雑考 精神医療における個人的回想とともに」中谷陽二編集代表『精神科医療と法』、弘文堂、２０

08年

高柳ほか 高柳功／山本紘世／櫻木章司編著『三訂 精神保健福祉法の最新知識 歴史と臨床実務』、中央法規、2015年

高橋 高橋耕「法律家からみた医の倫理 ― ロボトミー裁判の一事例を通して」精神神経学雑誌88巻11号、1986年

竹内 竹内純一「精神科（1）ロボトミー手術」根本久編『裁判実務大系17 医療過誤訴訟法』、青林書院、1990年

武田 武田茂樹「医学上の人体実験の適法性」日本大学法学研究年報11号、1981年

竹田／平 竹田信彦／平孝臣「精神疾患の脳外科的治療の歴史と現状」脳神経外科速報24巻4号、2014年

竹村 竹村堅次「優生保護法」臨床精神医学4巻、1975年

田代 田代志門「実験的な手術 ― 札幌ロボトミー事件」井上悠輔／一家綱邦編著『医学研究・臨床試験の倫理 わが国の事例に学ぶ』、日本評論社、2018年

立岩 立岩真也『造反有理 精神医療現代史へ』、青土社、2013年

土井　土井十二「國民優生法に就て」同志社論叢68号、１９４０年
東大医学部　東大医学部自治会書記局「人体実験問題に関する台精神科教授の見解」ビラ、１９７３年5月11日
東大精神科　東京大学精神科医師連合「医局講座制解体への道　東大精神神経科の主張と行動（資料集）」自然24巻3号、１９６９年
戸塚　戸塚悦朗「改革を迫られる日本の精神医療制度」法律時報57巻10号、１９８５年
富井　富井通雄「自治体病院が望む法改正」ジュリスト８８３号、１９８７年
富田　富田三樹生『東大病院精神科の30年　宇都宮病院事件・精神衛生法改正・処遇困難者専門病棟事件』、青弓社、２０００年
富田a　富田三樹生「臺氏人体実験批判決議—名古屋学会—の現場」日本精神神経学会百年史編集委員会『日本精神神経学会百年史』、社団法人日本精神神経学会、２００３年
中川（秀）　中川秀三「精神外科は何故効くか—私の「宿題報告に対する廣氏の批評に答えて」日本医事部報一三八二号、１９５０年
中川（秀）a　中川秀三『精神病の外科的療法（ロボトミー）』、日本医書出版、１９

５１年

中川（利） 中川利男「精神外科とは何であったか―一大学病院精神科の症例並びに本邦文献の検討から」精神医療３巻４号（第２次）、１９７４年

仲宗根 仲宗根玄吉「日本精神神経学会と保安処分」判例タイムズ４５４号、１９８９年

中田（修） 中田修「札幌ロボトミー事件判決をめぐって―精神鑑定で第一審の事実誤認が明白に」法令ニュース29巻６号、１９９４年

中田（瑞） 中田瑞穂「癲癇の外科療法に就いて」精神神経学雑誌44巻８号、１９４０年

中田（瑞）a 中田瑞穂『脳手術』、南山堂、１９４７年

中田（瑞）ほか 中田瑞穂／板井佐次郎／油木眞一郎（学会抄録）「精神異常に対する脳手術的療法」精神神経学雑誌46巻６号、１９４２年

中田（瑞）／田中 中田瑞穂／田中憲二（学会抄録）「前頭葉切除術と前頭葉白質切截術に就いて」精神神経学雑誌46巻６号、１９４２年

中田（瑞）／油木 中田瑞穂／油木眞一郎（学会抄録）「前頭葉白質切截術を試みたる二、三の精神症例に就いて」精神神経学雑誌47巻12号、１９４３年

中谷　中谷陽二『刑事司法と精神医学 ― マクノートンから医療観察法へ』、弘文堂、2013年

中村　中村睦男「居住・移転の自由」芦部信喜編『憲法Ⅲ 人権2』、有斐閣、1981年

新見　新見育文「ロボトミーと民事責任」ジュリスト767号、1982年

西尾　西尾友三郎「病型変化進行麻痺に行った前頭葉白質切截及びその病理組織学的所見」精神神経学雑誌50巻3号、1948年

西山　西山明『ドキュメント人体実験　患者の人権と医の倫理』、批評社、1984年

日本医科　日本医科大学精神医学教室『廣瀬貞雄名誉教授就任記念誌』、日本医科大学精神医学教室、1983年

日本精神　日本精神神経学会「『精神科の治療指針』(決定版) ― 旧医療対策委員会報告」精神神経学雑誌69巻8号、1967年

日本精神a　日本精神神経学会「第66回日本精神神経学会総会議事録」精神神経学雑誌71巻4号、1969年

日本精神b　日本精神神経学会「第66回日本精神神経学会総会議事録」精神神経学

日本精神c 日本精神神経学会「第67回日本精神神経学会総会議事録」精神神経学雑誌71巻11号、1969年
日本精神d 日本精神神経学会「保安処分制度新設に反対する意見書」精神神経学雑誌72巻6号、1970年
日本精神e 日本精神神経学会「『石川清氏よりの台氏批判問題委員会』委員会雑誌73巻9号、1971年
日本精神f 日本精神神経学会「『石川清氏よりの台氏批判問題委員会』委員会（仮称）活動報告」精神神経学雑誌74巻12号、1972年
日本精神g 日本精神神経学会「評議員会記録」精神神経学雑誌77巻3号、1975年
日本精神h 日本精神神経学会「精神外科廃絶の決議」精神神経学雑誌77巻7号、1975年
日本精神i 日本精神神経学会「臨床研究における倫理綱領」精神神経学雑誌99巻7号、1997年

橳島　橳島次郎『精神を切る手術 脳に分け入る科学の歴史』、岩波書店、２０１２年

橳島a　橳島次郎「『精神外科』の過去と現在」臨床精神医学44巻7号、２０１５年

野田　野田正彰「札幌ロボトミー裁判の判決について」精神神経学雑誌80巻11号、１９７８年

野村　野村拓「患者の人権からみた日本医療の変遷」ジュリスト５４８号、１９７３年

橋本　橋本博之『現代行政法』、岩波書店、２０１７年

長谷川　長谷川幸雄「精神外科の氾濫と国の責任」戸塚悦朗／広田伊蘇夫編『日本収容所列島 精神医療と人権［1］』、亜紀書房、１９８４年

八田　八田耕太郎「研究と倫理」日本精神神経学会百年史編集委員会『日本精神神経学会百年史』、日本精神神経学会、２００３年

林／廣瀬　林暲／廣瀬貞雄「ロボトミーに對する批判」脳と神経5号、１９４９年

林ほか　林佐武郎／今関好晴／赤坂一郎「国立下総療養所におけるロボトミー

とその遠隔成績について」医療15巻1号、1961年

東　東雪見「心神喪失者等医療観察法における『医療を受ける義務』」町野朔編『精神医療と心神喪失者等医療観察法』、別冊ジュリスト、2004年

疋田／福井　疋田浩四郎／福井俊一（学会抄録）「前頭脳切除精神病禮の観察」精神神経学雑誌47巻12号、1943年

日比　日比逸郎「臨床研究と生体実験」『特集・医療と人権』ジュリスト548号、1973年

平野　平野龍一『精神医療と法 — 新しい精神保健法について』、有斐閣、1988年

廣瀬　廣瀬貞雄「前頭葉切截手術の経験」精神神経学雑誌50巻3号、1948年

廣瀬a　廣瀬貞雄「北大中川助教授の『精神医学から見た精神外科療法』を聴いて」日本医事新報1361号、1950年

廣瀬b　廣瀬貞雄『ロボトミー　主としてその適応に就て』、医学書院、1951年

廣瀬c　廣瀬貞雄「ロボトミー後の人格像について」精神神経学雑誌56巻7・8号、1954年
廣瀬d　廣瀬貞雄「精神障害犯罪者と精神外科」犯罪学雑誌34巻6号、1968年
廣瀬e　廣瀬貞雄『星霜七十九年』、成瀬書房、1997年
広瀬　広瀬貞雄「精神分裂病に対するロボトミーの評価」精神神経学雑誌60巻12号、1958年
広瀬a　広瀬貞雄「精神外科」内村祐之／秋元波留夫／笠松章／島崎敏樹編『精神医学最近の進歩 第Ⅱ集』、医歯薬出版、1960年
広瀬b　広瀬貞雄「精神外科」秋元波留夫／井村恒郎／笠松章／三浦岱栄／島崎敏樹／田椽修治編『日本精神医学全書 第5巻 治療』、金原出版、1965年
広瀬c　広瀬貞雄「精神外科の一術式」日本医事新報2197号、1966年
広瀬d　広瀬貞雄「精神分裂病に対する精神外科の適応と限界」精神神経学雑誌69巻9号、1967年
広瀬e　広瀬貞雄「第2回国際精神外科学会に出席して」精神医学13巻、19

71年
広瀬／西丸　広瀬貞雄／西丸四方「精神外科の是非」日本医事新報2015号、1962年
広田　広田伊蘇夫「精神衛生法をどうみるか」精神医療（第2次）2巻4号、1973年
広田a　広田伊蘇夫『立法百年史 ― 精神保護・医療・福祉関連法規の立法史〔増補改訂版〕』、批評社、2004年
藤岡　藤岡一郎「精神衛生法制をめぐる歴史的展開 ― その戦後における展開」大谷実／中山宏太郎編『精神医療と法』、弘文堂、1980年
藤倉　藤倉一郎「精神外科の隆盛と衰微」日本医史学雑誌39巻2号、1993年
法務省　法務省刑事局編『法制審議会 改正刑法草案の解説』、大蔵省印刷局、1975年
星野　星野征光「1973年（昭和48年）―いわゆる「臺（うてな）学会」のこと」日本精神神経学会百年史編集委員会『日本精神神経学会百年史』、社団法人日本精神神経学会、2003年

堀見／金子　堀見太郎／金子仁郎「ロボトミーに対する批判」脳と神経5号、1949年
前田　前田達明「判例批評」唄孝一／宇都木伸／平林勝政編『医療過誤判例百選［第2版］』別冊ジュリスト140号、1996年
町野　町野朔「精神医療における自由と強制」大谷実／中山宏太郎編『精神医療と法』、弘文堂、1980年
町野a　町野朔『患者の自己決定権と法』、東京大学出版会、1986年
町野b　町野朔「精神衛生法をめぐって 2」法と精神医療 創刊号、1987年
松尾　松尾義男「興奮性、凶暴性精神病者ならびに精神薄弱者を温和ならしむる脳手術の研究」精神神経学雑誌61巻9号、1959年
丸山　丸山雅夫「少年法における保護処分と責任要件」中谷陽二編集代表『精神科医療と法』、弘文堂、2008年
丸山a　丸山雅夫「少年法と刑事責任能力」青少年問題657号、2015年
丸山b　丸山雅夫「精神障害が疑われる犯罪少年に対する法的扱い ― 刑法、少年法、心神喪失者等医療観察法、鑑定」社会と倫理30号、2015

年
丸山c 丸山雅夫「精神障害が疑われる犯罪少年の法的扱い」司法精神医学11巻1号、2016年
丸山d 丸山雅夫「精神障害が疑われる犯罪少年の法的扱い ― 犯罪少年の責任要件と鑑定を中心として」南山法学41巻1号、2017年
丸山e 丸山雅夫「わが国の精神医療における身体拘束的医療」南山法学44巻1号、2020年
丸山f 丸山雅夫「わが国の精神医療における医療保護入院」社会と倫理35号、2020年
丸山g 丸山雅夫「精神医療における強制入院の正当化根拠と若干の立法論」南山法学45巻1号、2021年
丸山h 丸山雅夫「精神科医療における外科的手術：精神外科とロボトミー」社会と倫理37号、2022年
丸山i 丸山雅夫「精神外科の『実験性』」はなぜ放置されてきたのか」南山法学46巻1・2合併号、2022年
水島 水島節雄「ロボトミー後の脳変化 術後長期間を経た脳髄について」

宮沢 宮沢浩一「改正刑法草案の逐条的検討 第1編第15章 保安処分」法律時報47巻5号臨時増刊、１９７５年
村中 村中俊明『精神衛生法の逐条解説』、中央法規出版、１９７２年
森下 森下忠「保安処分の新設は必要である」法律のひろば34巻6号、１９８１年
八木 八木剛平「ロボトミー・精神外科・ニューロエシックス ― いわゆる内因精神病に対する治療思想の視点から」中谷陽二／岡田幸之編『精神科医療』シリーズ生命倫理学第9巻、丸善出版、２０１３年
八木／田辺 八木剛平／田辺英『精神病治療の開発思想史 ネオヒポクラティズムの系譜』、星和書店、１９９９年
山口／昼田 山口成良／昼田源四郎「金沢学会とその前後」日本精神神経学会百年史編集委員会『日本精神神経学会百年史』、社団法人日本精神神経学会、２００３年
山下 山下剛利「精神衛生法の同意入院について」精神医療（第２次）６巻２号、１９７７年

山下a　山下剛利『精神衛生法批判』、日本評論社、１９８５年
油木　油木眞一郎「精神病療法としての前頭葉白質切截術」新潟醫學會雑誌60巻、１９４６年
横井ほか　横井晋／土屋佑一／堀口佳男「前頭葉損傷の臨床的考察 Ⅱ. 前頭葉ロボトミー後の精神症状」精神医学14巻11号、１９７２年
吉田　吉田哲雄「台実験の危険性について ― ２人の患者の病歴を中心に」精神医療（第２次）３巻１号、１９７３年
吉田a　吉田哲雄「精神外科について」精神神経学雑誌75巻11号、１９７３年
渡辺　渡辺茂夫『ロボトミーと側頭葉切除術』、金原出版、１９５７年

Burckhardt　G. Burckhardt ‘Über Rindenexcisionen, als Beitrag zur operativen Theraoie der Psychosen’, *Allgemeine Zeitschrift fur Psychiatrie und psychisch-gerichtliche Medicin,* vol. 47, 1890・1891.
Moniz / Lima　E. Moniz & P. A. Lima *Lisboa Médica,* vol. 13, 1936.
Moniz　Egas Moniz ‘Essais d'un traitement chirurgical de certaines psychoses’, *Bulletein de l'Académiere Médicine* vol. 115, 1936.

Moniz (a) Egas Moniz ‘ Prefrontal Leucotomy in the Treatment of Mental Disorders ’ *American Journal of Psychiatry* vol.93, 1937

Freeman / Watts W. Freeman & J. Watts “ *Psychosurgery: Intelligence, Emotion and Social Behavior Following Prefrontal Lobotomy for Mental Disorders* ”, 1942.

Freeman / Watts (a) W. Freeman & J. Watts ‘Retrograde degeneration of the thalamus following prefrontal lobotomy’, *Journal of Comparative Neurology* vol. 86, 1947.

Freeman W. Freeman ‘ Frontal Lobotomy 1936-1956: A follow-up study of 3000 patients from one to twenty years ’, *American Journal of Psychiatry* vol. 113, 1957.

Hirose Hirose, S. ‘ Orbito-ventromedial undercutting 1957-1963: Follow-up study of 77 cases ’, *American Journal of Psychiatry*, vol. 121, 1964, 1194-1202.

Valenstein Eliott Valenstein “ *Great and Desperate Cures: The Rise and Fall of Psychosurgery and Other Radical Treatments for Mental Illness* ”,

Basic Books, 1986.

Antunes　J. Lobo Antunes 'In Memoriam Prof. Pedro Almeida Lima', *Acta Neurochirurgica*, vol. 81, no.1-2, 1986.

バッシュビッツ　クルト・バッシュビッツ（川端豊彦／坂井洲二訳）『魔女と魔女裁判』、法政大学出版局、１９７０年

クーパー　デーヴィッド・グラハム・クーパー（野口昌也／橋本雅雄訳）『反精神医学』岩崎学術出版社、１９７４年

キージー　ケン・キージー（岩元巌訳）『カッコーの巣の上で（改訳新版）』、冨山房、１９９６年

パーシコ　ジョゼフ・E・パーシコ（白幡憲之訳）『ニュルンベルク軍事裁判（上・下）』、原書房、１９９６年、２００３年新装版

エル＝ハイ　ジャック・エル＝ハイ（岩坂彰訳）『ロボトミスト　３４００回ロボトミー手術を行った医師の栄光と失墜』、ランダムハウス講談社、２００９年

ダリー／フレミング　ハワード・ダリー／チャールズ・フレミング（平林祥訳）

『ぼくの脳を返して　―　ロボトミー手術に翻弄されたある少年の物語』、
ＷＡＶＥ出版、２００９年

主要参照文献

・秋元波留夫「日本精神医学史」秋元波留夫／井村恒郎／笠松章／三浦岱栄／島崎敏樹／田縁修治編『日本精神医学全書 第1巻（総論）』、金原出版、１９６６年
・秋元波留夫／天野直二／仙波恒雄『二十一世紀 日本の精神医療 過去・現在・未来を見据えて』、ＳＥＣ出版、２００３年
・石川清『現代教育亡国論 精神科医の現場からの発言』、実業之日本社、１９７９年
・大熊輝雄原著／「現代臨床精神医学」第12版改訂委員会『現代臨床精神医学［改訂第12版］』、金原出版、２０１３年
・岡田康雄『日本精神科医療史』、医学書院、２００２年
・小熊英二『１９６８〈上〉若者たちの叛乱とその背景』、新曜社、２００９年
・小俣和一郎『精神病院の起源』、太田出版、１９９８年
・　同　『精神病院の起源 近代篇』、太田出版、２０００年
・　同　『精神医学人名辞典』、論創社、２０１３年
・　同　『精神医学の近現代史 歴史の潮流を読み解く』、誠信書房、２０２０年
・甲斐克則『被験者保護と刑法』、成文堂、２００５年
・加藤敏／神庭重信／中谷陽二／武田雅俊／鹿島晴雄／狩野力八郎／市川宏伸編『現

代精神医学事典』、弘文堂、２０１１年
・加藤博史『福祉的人間観の社会誌 ― 優生思想と非行・精神病を通して』、晃洋書房、１９９６年
・金川英雄／堀みゆき『精神病院の社会史』、青弓社、２００９年
・呉秀三『精神病者私宅監置ノ実況及ビ其統計的観察』、精神医学神経学古典刊行会、１９７３年
・厚生省豫防局『國民優生法解説』、厚生省、１９４１年
・後藤基行『日本の精神科入院の歴史構造 社会防衛・治療・社会福祉』、東京大学出版会、２０１９年
・佐々淳行『東大落城―安田講堂攻防七十二時間』、文藝春秋、１９９６年
・サンケイ新聞『ドキュメント 東大精神病棟』、光風社書店、１９７８年
・島泰三『安田講堂 １９６８―１９６９』、中公新書、２００５年
・新富尚武／島薗安雄編『精神医学書 上巻』、金原出版、１９８０年
・青医連中央書記局編『青医連運動』日本の大学革命６、日本評論社、１９６９年
・精神医療史研究会編『呉秀三先生 ― その業績』、呉秀三先生業績顕彰会、１９７４年

・精神保健福祉研究会監修『四訂 精神保健福祉法詳解』、中央法規、２０１６年
・仙波恒雄／石川信義『精神病院を語る』、星和書店、１９８３年
・仙波恒雄／矢野徹『精神病院・その医療の現状と限界』、星和書店、１９７７年
・田代志門『研究倫理とは何か 臨床医学研究と生命倫理』、勁草書房、２０１１年
・田中雄一郎「ロボトミーの歴史（1）～（10）」聖マリアンナ医科大学雑誌 50巻3号、４号、２０２２年、51巻1号、２０２３年
・鶴見良次『マザー・グースとイギリス近代』、岩波書店、２００５年
・「東京大学精神医学教室１２０年」編集委員会編『東京大学精神医学教室１２０年』、新興医学版社、２００７年
・東京精神病院協会編『東京の私立精神病院史』、牧野出版、１９７８年
・東大闘争討論資料刊行会編『東大解体の論理』日本の大学革命4、日本評論社、１９６９年
・中西進『狂の精神史』、講談社、１９７８年
・戸塚悦朗／広田伊蘇夫編『精神医療と人権［2］人権後進国日本』、亜紀書房、１９８５年
・富田三樹生『精神病院の底流』、青弓社、１９９２年

・野田正彰『犯罪と精神医療 ― クライシス・コールに応えたか』、岩波現代文庫、2002年
・平野敬一『マザー・グースの唄―イギリスの伝承童謡』、中央公論社、1972年
・兵頭晶子『精神病の日本近代 憑く心身から病む心身へ（越境する近代）』、青弓社、2008年
・広田伊蘇夫『精神病院 その思想と実践』、岩崎学術出版社、1981年
・　同　『断想・精神医療』、悠久書房、1987年
・福澤諭吉『時事小言』、著者蔵判、1881年
・町野朔／中谷陽二／山本輝之編『触法精神障害者の処遇〔増補版〕』、信山社、2006年
・松本雅彦『精神病理学とは何だろうか』、星和書店、1996年
・三浦岱栄『精神科治療学集大成』、文光堂、1964年
・水野昭夫『脳電気ショックの恐怖再び』、現代書館、2007年
・森山公夫『現代精神医学解体の論理』、岩崎学術出版社、1975年
・八木剛平／田辺英『日本精神病治療史』、金原出版、2002年
・山崎豊子『白い巨塔（正）（続）』、新潮社、1965年、1969年

・山下剛利「精神衛生法の戦後史」成沢寿信編『これからの精神医療』、日本評論社、１９８７年
・山本俊一『東京大学医学部紛争私観』、本の泉社、２００３年
・渡辺淳一『脳は語らず』、中公文庫、１９９３年

・E. A. Spiegel et al. ' Stereotaxic Apparatus for Operations on the Human Brain ', *Science* vol. 160, 1947.
・W. B. Scoville ' Selective Cortical Undercutting as a Means of Modifying and Studying Frontal Lobe Function in Man ' *Journal of Neurosurgery* vol. 6, 1949.
・S. Hirose ' Past and Present Trends of Psychiatric Surgery in Japan ', E. R. Hitchcock et al. (ed.) " *Modern Concept in Psychiatric Surgery* ", Elsevier, 1979.
・B. S. Nashold ' The History of Stereotactic Neurosurgery ', *Stereotactic & Functional neurosurgery* vol. 62, 1994.
・Jack Pressman " *Last Resort: Psychosurgery and the Limits of Medicine* ", Cambridge University Press, 1998.
・R. P. Feldman et al. ' Psychosurgery: A Historical Overview ', *Neurosurgery* vol.

48, 2001.

・G. A. Mashourt et al. 'Psychosurgery: past, present and future' *Brain Research Reviews* vol. 48. 2005.

・Jack El-Hai "*The Lobotomist*", John Wiley & Sons, 2005.

・エーミール・クレペリン（岡不二太郎／山鼻康弘訳編）『精神医学百年史 人文史への寄与［附］K・コッレ：E・クレペリン評伝』、金剛出版、１９７７年

・クリスチャン・ベルナダク（野口雄司訳）『呪われた医師たち』、早川書房、１９７９年

・ノーマン・コーン（山本通訳）『魔女狩りの社会史 ヨーロッパの内なる悪霊』、岩波書店、１９８３年

・エドワード・ショーター（木村定訳）『精神医学の歴史 隔離の時代から薬物治療の時代まで』、青土社、１９９９年

・エドワード・ショーター（江口重幸／大前晋監訳）『精神医学歴史事典』、みすず書房、２０１６年

・リディア・ケイン／ネイト・ピーダーゼン（福井久美子訳）『世にも危険な医療の

世界史』、文藝春秋、2019年

著者プロフィール

丸山 雅夫（まるやま まさお）

1951年長野県生まれ、愛知県在住。

上智大学大学院法学研究科法律学専攻博士課程修了（法学博士）。

ノートルダム清心女子大学、小樽商科大学を経て、南山大学法学部・法科大学院勤務、現在は名誉教授。

著書『結果的加重犯論』成文堂、1990年ほか。

ロボトミー手術を知っていますか

精神科医療の闇

2024年７月15日　初版第１刷発行

著　者　丸山 雅夫
発行者　瓜谷 綱延
発行所　株式会社文芸社
〒160-0022　東京都新宿区新宿1－10－1
電話　03-5369-3060（代表）
03-5369-2299（販売）

印刷所　株式会社暁印刷

ISBN978-4-286-25491-3